CONTRIBUTION EXPÉRIMENTALE

A L'ÉTUDE DE

L'INFLUENCE DU SYSTÈME NERVEUX

SUR LA

SÉCRÉTION URINAIRE

PAR

Le Docteur A. HUGONNARD

❧

LYON

IMPRIMERIE TYPOGRAPHIQUE H. ALBERT

6, quai de la Guillotière, 6.

1880

CONTRIBUTION EXPÉRIMENTALE

A L'ÉTUDE DE

L'INFLUENCE DU SYSTÈME NERVEUX

Sur la Sécrétion urinaire

CONTRIBUTION EXPÉRIMENTALE

A L'ÉTUDE DE

L'INFLUENCE DU SYSTÈME NERVEUX

SUR LA

SÉCRÉTION URINAIRE

PAR

Le Docteur A. HUGONNARD

LYON

IMPRIMERIE TYPOGRAPHIQUE H. ALBERT
6, quai de la Guillotière, 6

1880

INTRODUCTION

....

L'influence de la tension artérielle sur la sécrétion urinaire est bien connue depuis Ludwig et Max Herrmann.
Un travail fait plus récemment dans le laboratoire de
Ludwig par M. Ustimowitch (1870), a confirmé sous ce
rapport les notions ayant cours dans la science.

On sait que les agents augmentant la tension artérielle
augmentent, en général, la quantité d'urine émise et surtout que la diminution de la tension artérielle est presque
nécessairement suivie d'une diminution de l'émission qui
devient très-considérable quand l'abaissement de la tension
s'approche d'un certain chiffre fixé par Ludwig.

On connaît, d'autre part, depuis fort longtemps, l'in-

fluence du système nerveux sur l'activité de cette fonction ;
aussi a-t-on donné le nom d'urines nerveuses à certaines
urines émises dans le cours des maladies des centres nerveux et des névroses : telles sont celles qui suivent les
accès d'hystérie, d'éclampsie, d'épilepsie, etc. Tels sont
aussi les faits cités par Ebstein dans diverses lésions du
système nerveux central et ceux publiés par Lancereaux
(Thèse d'agrégation).

Laissant de côté la tension artérielle, j'ai, sous la direc-
tion et avec l'aide constante de M. le professeur Lépine,
essayé d'instituer quelques expériences dans le but de voir
l'effet produit par quelques lésions du système nerveux. La
partie la plus importante et la plus neuve de ce travail est
celle ayant trait à l'influence de l'excitation des sciatiques
et des excitations vésicales sur la diurèse.

J'ai aussi répété quelques-unes des expériences déjà faites antérieurement par plusieurs auteurs sur la section du
splanchnique et l'énervement du rein chez le chien.

Division du sujet. — Dans un premier chapitre, je ferai
l'historique de la question.

Dans le second, je rapporterai quelques expériences que
j'ai faites de lésions des centres nerveux.

Un troisième relatera les résultats que j'ai obtenus par
la section du splanchnique et l'énervement du rein.

Le quatrième traitera de l'influence de quelques réflexes
sur l'excrétion urinaire.

Dans le cinquième, je montrerai les effets de l'excitation
des sciatiques, effets variables suivant l'intensité de l'excitation.

Avant d'entrer en matière, je prie M. le professeur Lépine
de vouloir bien agréer l'hommage de ma vive gratitude,

pour la part qu'il a prise à ce travail dont il avait eu l'idée.

Je remercie aussi mon ami, M. Estelle, pour la complaisance qu'il a mise à me prêter son concours dans maintes circonstances.

CONTRIBUTION EXPÉRIMENTALE

A L'ÉTUDE DE

L'INFLUENCE DU SYSTÈME NERVEUX

SUR LA SÉCRÉTION URINAIRE

CHAPITRE Ier

Aperçu historique de la polyurie nerveuse expérimentale

Indépendamment des faits cliniques, d'ailleurs incontestables, rappelés dans l'introduction, la science est très-pauvre en données expérimentales sur la polyurie nerveuse. Ces données se réduisent aux faits excessivement importants publiés par Cl. Bernard dans ses leçons sur le système nerveux, expériences presque toutes faites sur le lapin, et dont voici une analyse : (1)

Dans sa leçon XXIIe, il cite une série de trente-sept expé-

---

(1) C.-CL. BERNARD. — *Leçons sur la physiologie et la pathologie du système nerveux* 1858, t. Ier, leçons XXIIe et XXIIIe

riences que je pourrai classer dans six paragraphes, suivant les points piqués sur le plancher du quatrième ventricule.

1º Piqûres sur la ligne médiane ;

2º Piqûres des pédoncules cérébelleux ;

3º Dans la région des tubercules de Wenzel, (origine de l'acoustique) ;

4º De la région olivaire ;

5º Piqûres bilatérales simultanées avec un instrument à double pointe ;

6º Piqûres sans indication du point lésé.

1º *Piqûres sur la ligne médiane.* — Une seule a donné de la polyurie sans glycosurie ; elle était située tout-à-fait en haut, au niveau de l'orifice de l'aqueduc de Silvius. Elle était superficielle, aussi n'avait-elle causé ni douleur, ni troubles du mouvement. L'urine ne contenait ni sucre, ni albumine ; mais une grande quantité de carbonates et de phosphates.

Dans toutes les autres expériences, les urines et le foie ont présenté du sucre ; le sang en contenait beaucoup plus qu'à l'état normal. La lésion était-elle superficielle, elle ne produisait pas de douleur (à moins qu'on ne fît une seconde piqûre) ; de plus il n'y avait pas de troubles moteurs. Etait-elle au contraire profonde, il y avait de la douleur, des mouvements épileptiformes, une chûte de l'animal, une respiration d'abord accélérée, puis se ralentissant, de l'horripilation. L'apparition du sucre de 1{2 heure à 2 heures après la piqûre coïncidait toujours avec ces symptômes qui disparaissaient avec la glycosurie 10 heures au plus tard après l'opération. Irritabilité nerveuse considérable coïncidant avec les autres symptômes.

2º *Piqûres des pédoncules cérébelleux.* — Dans un cas on n'obtint rien et dans un autre après section des sympathiques et des nerfs vagues, on eut au bout de 1[2 heure de la polyurie avec glycosurie. Gyration du côté lésé.

3º *Piqûres dans la région des tubercules de Wenzel.* — (origine de l'acoustique). Superficielles polyurie et glycosurie sans troubles moteurs. Profondes polyurie et glycosurie apparaissant de 1[2 heure à 2 heures après l'opération avec tous les symptômes signalés dans les piqûres profondes de la ligne médiane. De plus, tendance à s'incliner ou à tomber du côté lésé. Pas d'albuminurie.

4º *Piqûres au niveau des corps olivaires..* — Polyurie et glycosurie d'autant plus abondantes que la lésion était située plus haut. Symptômes habituels Dans un cas de lésion tout-à fait en bas au niveau de la pyramide gauche qui était piquée aussi, il y eut du sucre sans polyurie.

5º *Piqûres bilatérales.* — Sur cinq observations, il y en eut deux avec polyurie et glycosurie ; piqûres obliques l'une sur la ligne médiane, l'autre sur le corps restiforme gauche et remontant vers l'origine du trijumeau ; piqûres du corps olivaire d'un côté et en bas et en dedans du tubercule de Wenzel de l'autre. Dans les trois autres cas (tubercule de Wenzel et ligne médiane ; ligne médiane au niveau de l'aqueduc de Silvius et au-dessus du tubercule de Wenzel ; enfin deux symétriques en face et en dedans du tubercule de Wenzel), il y eut glycosurie sans polyurie ; dans le premier cas, il y eut de la salivation.

6º *Piqûres sans indication du point lésé.* — Expé-

riences au nombre de quatorze dont deux sur des chiens,
une sur une chatte, trois sur des cobayes et les autres sur
des lapins. Elles ont été faites surtout pour étudier l'action
produite par la section de la moëlle à différentes hauteurs
sur le phénomène glycosurie. On a vu que la section de la
moëlle au niveau de la dernière dorsale ou de la première
lombaire ne supprimait ni polyurie ni glycosurie ; mais que
celle de la partie supérieure de la moëlle dorsale et surtout
de la partie inférieure de la moëlle cervicale non-seulement
supprimait la polyurie et la glycosurie mais encore amenait
de l'anurie. Le foie ne contenait pas de sucre ; mais beaucoup de glycogène.

Dans sa XXIIIe leçon, Cl. Bernard cherche des points dont
la lésion ne donne pas de la glycosurie et des procédés de
destruction qui aient la même propriété. Je diviserai ces
expériences, au nombre de 17, également en six paragraphes :

1º Cautérisations du plancher ;

2º Piqûres au niveau des tubercules quadrijumeaux ;

3º Piqûres entre les pédoncules cérébelleux et le pneumo-
gastrique ;

4º Piqûres après section des nerfs vagues ou sympathiques seuls ou en même temps ;

5º Section des deux corps restiformes ;

6º Piqûres sans indication du point piqué.

1º *Cautérisations*. — Soit avec le nitrate d'argent, soit
avec le fer rouge, elles n'ont jamais donné ni polyurie, ni
glycosurie ;

2º *Piqûres au niveau des tubercules quadrijumeaux.*
— Une seule expérience dans laquelle l'instrument s'égara

par suite d'un mouvement brusque de l'animal. Il se roidit,
tomba sur le flanc, eut de l'exophthalmie et parut aveugle.
L'animal, en digestion de carottes, avait des urines troubles
et alcalines. Trois heures après, il était mort et on trouva
dans sa vessie une grande quantité d'urine acide sans sucre.
Il y eut donc, dans ce cas, polyurie sans glycosurie.

3° *Piqûres entre les pédoncules cérébelleux et le nerf
vague.* Trois expériences faites, l'une sur un lapin, les deux
autres sur des pigeons. Sur le lapin, lésion du pédoncule
cérébelleux et gyration du même côté. Sucre dans l'urine
deux heures après, et encore cinq heures après l'opération
polyurie ; pas d'albumine. Sucre dans le foie et le sérum sanguin. Chez les deux pigeons, arrêt complet de la digestion.
Pas de sucre dans les excréments ; mais le foie contenai
du sucre.

4° *Piqûres du ventricule après sectiondes nerfs vagues
et sympathiques.* — Dans les cinq expériences citées, la section de ces nerfs n'a jamais empêché la glycosurie, ni la polyurie. Dans la section des nerfs vagues, la respiration ne
se fait plus que par le diaphragme et elle devient ronflante.
La chaleur et le rétrécissement des pupilles caractérisent la
section du sympathique.

5° *Section des deux corps restiformes.* — Une seule
expérience, faite sur un lapin. Elle a déterminé l'arrêt de
l'excrétion urinaire. Le peu d'urine qu'on a pu obtenir ne
contenait pas de sucre. Le foie en contenait beaucoup.

6° *Piqûres sans indications des points piqués.* — Trois
expériences. Dans l'une la piqûre était sur la ligne médiane,

sans indication de la hauteur. L'animal présenta tous les phénomènes généraux de la glycosurie artificielle pendant une
demi-heure ; mais on ne parle pas de l'analyse de l'urine. Au
bout de cette demi-heure, il se remit parfaitement. Dans un
autre cas on indique une piqûre du plancher ayant déterminé une glycosurie abondante suivie aussi de guérison de
l'animal trois ou quatre heures après. Enfin, dans un troisième, il n'y eut de la glycosurie que pendant demi-heure à
la suite de piqûre du cervelet. Le lendemain on fit la section
de la partie inférieure de la moëlle cervicale et une nouvelle piqûre comme la veille, l'animal fut trouvé mort le
lendemain et présenta un foie très-sucré. On n'avait pas pu
obtenir une goutte d'urine.

Après avoir constaté, au début de sa xxiie leçon, que
la formation du sucre n'est pas due à une altération des
fonctions respiratoires empêchant ces animaux de brûler
complètement le sucre dans leurs poumons en montrant
qu'ils rendent autant et plus d'acide carbonique que les autres par la respiration, il indique en ces termes les phénomènes produits par les lésions de différents points du quatrième ventricule (1) :

« La piqûre du milieu de l'espace compris entre l'origine
des pneumo-gastriques et celle des nerfs auditifs, détermine
en même temps une augmentation de la quantité de l'urine,
et l'apparition du sucre dans l'urine.

« Piquant un peu plus haut, l'urine est moins abondante,
moins chargée de sucre; mais elle renferme souvent de l'albumine.

« ..... En piquant la moëlle allongée un peu au-dessous

____

(1) Cl. Bernard, *loc. cit.* page 398.

de l'origine des nerfs auditifs, on a une exagération de la quantité d'urine, sans passage dans cette urine de sucre ni d'albumine.

« Remontant plus haut, vers le pont de Varole, un peu en arrière de l'origine de la cinquième paire, on rencontre un centre sécrétoire, dont la piqûre imprime une grande activité à la sécrétion salivaire. »

Une chose m'a frappé aussi, c'est que la piqûre faite au niveau de l'aqueduc de Silvius, sur la ligne médiane ou très peu en dehors d'elle produirait *presque* constamment la polyurie, sans sucre ni albumine.

La section de la moëlle au niveau de la première dorsale ou des dernières cervicales surtout, arrête l'excrétion de l'urine et du sucre; phénomène qui ne se produit pas si la section porte au niveau de la première lombaire.

La section du pneumo-gastrique et du sympathique activerait plutôt la glycosurie.

Les cautérisations ne provoquent ni polyurie, ni glycosurie ; pas plus que la section des corps restiformes.

Tels sont les résultats des expériences à jamais célèbres de Cl. Bernard ; telles sont aussi les conclusions qu'il en a tirées et qu'on en a tirées après lui. Je crois pourtant devoir émettre quelques objections à propos de certaines conclusions un peu trop absolues qu'il a pu en déduire, sans croire pour cela manquer au respect dû à un si illustre maître.

Et d'abord, il affirme que la piqûre faite « *un peu au-dessous des nerfs auditifs* », donne de la polyurie sans glycosurie ni albuminurie. Mais, à l'appui de cette thèse, il ne cite aucune expérience ; bien plus, il en cite un certain nombre qui semblent infirmer complètement cette assertion.

Telles sont les expériences suivantes de sa XXIIe leçon :

1º *18 mars 1849.* — Section à partie supérieure de l'olive droite, près de l'origine de l'acoustique. Trois quarts d'heure après l'opération, les urines deviennent acides, *très-sucrées*, sans albumine. Quatre heures après l'opération elles contiennent une quantité énorme de sucre.

2º *3 juillet 1850.* — Piqûre immédiatement au-dessous du tubercule du Wenzel droit. — Une heure et demie après l'opération, urine très-sucrée.

On pourrait encore citer diverses lésions situées au même niveau en se rapprochant de la ligne médiane qui toutes ont donné de la glycosurie, telles sont celle du 8 février 1850, un peu en dedans et en bas du tubercule de Wenzel ayant déterminé de la glycosurie trois quarts d'heure après. Celle du 12 février 1850, piqûre près de la ligne médiane et glycosurie, et celle du 14 février sur le même animal immédiatement en face de la première, et la touchant sur la ligne médiane dans laquelle il y a eu de la glycosurie. Il dit aussi que dans la piqûre située un peu au-dessus du milieu de l'espace qui sépare le nerf vague de l'acoustique on détermine souvent de l'albuminurie; mais, malheureusement il oublie de citer les observations sur lesquelles il s'appuie. .

De plus, si la polyurie simple que Cl. Bernard dit être due à une lésion située un peu au-dessous de l'origine de l'acoustique n'en est pas un effet réel, on peut affirmer qu'elle n'appartient à aucune autre lésion du ventricule ; elle s'est rencontrée dans une piqûre superficielle au niveau de l'orifice inférieur de l'aqueduc de Silvius sur la ligne médiane (*exp. du 18 avril 1849*, xxiiᵉ *leçon*), dans une autre située au milieu des tubercules quadrijumeaux (*28 mars 1849* xxiiiᵉ *leçon*).

La polyurie simple et l'albuminurie sont donc des *acci-*

dents et non des *faits constants* qui se reproduisent inévitablement à chaque fois qu'on lèse le centre les déterminant ; et ils se produisent dans les lésions de points bien différents.

Après Cl. Bernard, il faut citer M. le professeur Eckhard, qui a fait paraître dans ses Beitræge de 1869 à 1872, plusieurs mémoires relatifs à l'étude de la polyurie expérimentale.

Le plus important est celui paru en 1871, ayant trait aux lésions du cervelet chez le lapin et dont voici un résumé :

« L'excitation mécanique ou chimique du deuxième lobule du vermis du cervelet *chez le lapin*, produit une polyurie (avec glycosurie) plus abondante que celle qui est produite par la section du splanchnique et passagère d'ailleurs, ainsi que celle qui est la conséquence de la piqûre du quatrième ventricule. Si la lésion est superficielle, on a parfois de la polyurie sans glycosurie, mais on produit encore bien mieux ce résultat, par l'application des agents chimiques ; ainsi par l'attouchement avec une solution de potasse caustique à moins de 2 0/0 ou avec une solution de perchlorure de fer.

« Enfin on a aussi de la polyurie *pure* (sans glycosurie), au moyen d'une simple excitation mécanique si on a préalablement coupé les nerfs du foie.

« La section préalable du splanchnique empêche cette polyurie à moins qu'on ne se soit contenté de couper les branches du splanchnique qui vont au rein, sans couper le tronc lui-même.

« En général, l'excitation du vermis est sans influence sur la pression sanguine. Rien de semblable chez le chien. »

A propos de la piqûre du 4e ventricule, il conclut qu'aucun point n'est un centre de polyurie simple ou d'albuminurie ; que d'ailleurs tous les phénomènes ne sont pas les mêmes sur les autres animaux que sur le lapin ; que, chez le chien, entre autres, on ne réussit pas à obtenir aussi facilement les déviations de la sécrétion urinaire que chez le lapin ; et qu'il est même très-rare de les voir se produire.

Quant aux expériences de C. Bernard et de M. Eckhard sur la polyurie par sections nerveuses, j'en emprunte le résumé aux leçons de M. Vulpian sur l'appareil vaso-moteur (*page 527 et suiv.)* M. Vulpian cite d'abord les expérimentateurs qui se sont occupés de la question de la section ou de l'excitation de différents nerfs, et de leur action sur les reins(1).

Krimer aurait fait la section des nerfs rénaux et aurait déterminé de l'albuminurie et l'augmentation des matières colorantes de l'urine.

J. Müller et Peipers se sont surtout occupés de l'influence sur la circulation et la nutrition des reins. Muller regardait cependant les nerfs des reins comme des nerfs sécréteurs.

Marchand *(Müller's Archiv, 1839, p. 90)* a trouvé une augmentation d'urée dans le sang, qu'il attribue à un affaiblissement des fonctions rénales.

M. Arm. Moreau, donne des résultats analogues à ceux de Müller et de Peipers.

MM. Bert, Brown-Séquard, Ranvier (2) se sont surtout occupés de la nutrition des reins dans le cas de section des nerfs des reins et même de grattage de l'artère. (*P. Bert*)

Cl. Bernard, dans ses *Leçons sur les liquides de l'organisme* (t. ii p. 162 et suiv.), n'a rien trouvé de changé dans

---

(1) Сн. Vulpian. *Leçons sur les vasomoteurs,* xive et xve leçons (Germer Baillière) 1875

(1) *Comptes-rendus de la Société de Biologie*, 1870, p. 83.

le sang de la veine. La galvanisation du nerf splanchnique suspendait l'écoulement de l'urine du côté excité. Par la section, le tissu des reins était devenu rutilant et animé de battements ; l'écoulement de l'urine était plus abondant pendant les efforts qu'à l'état de repos de l'animal ; cette expérience avait été faite sur un lapin. Sur un chien, il obtint de l'urine sanguinolente du côté énervé.

Dans une autre expérience faite sur un chien (1) (*p. 162 et suiv.*), l'urine ne coulait pas avant la section, et elle se mit à couler aussitôt après ; mais elle était sanguinolente ; la galvanisation du bout périphérique du splanchnique causait une vive douleur, des efforts de l'animal, et un arrêt de l'écoulement.

Sur un lapin, Cl. Bernard trouva, par la section du splanchnique, la diminution du calibre de la veine et une teinte noire prise par le sang.

Chez le chien, Cl. Bernard essaya la galvanisation du nerf vague et n'obtint rien.

Chez le lapin, la galvanisation du même nerf au niveau du cardia, ramena au rouge le sang de la veine rénale qu'avait rendu noir la galvanisation du splanchnique ; de plus la veine se gonfla (2).

M. Vulpian a vu les mêmes effets se produire sur le lapin pour le splanchnique ; mais il n'a rien trouvé pour les pneumo-gastriques. Cependant il dit (p. 526) avoir vu dans un filet nerveux du rein une fibre offrant tous les caractères de l'altération des nerfs séparés de leurs centres trophiques, chez un chien dont le pneumo-gastrique du même côté avait

---

(2) Cl. Bernard, *Leçons sur les liquides de l'organisme,* p. 168 et suivantes.

(1) Cl. Bernard, *loc. cit.,* p. 171

été coupé; d'où l'on pourrait conclure que cette fibre émanait du pneumo-gastrique coupé.

M. Eckhard (1) a déterminé une hydrurie uni-latérale par la section du splanchnique ; hydrurie qu'il oppose à l'hydrurie avec glycosurie produite par la piqûre du 4e ventricule, en disant que celle-ci est le résultat d'une irritation rénale, tandis que la première est causée par une paralysie.

D'après M. Eckhard, on provoque une polyurie plus ou moins abondante, soit seule, soit accompagnée de glycosurie, en coupant ou irritant l'un des deux ganglions thoraciques supérieurs ou le cervical inférieur du grand sympathique. Même résultat, en coupant ou en irritant, dans le canal rachidien, les racines du dernier nerf cervical ou du premier thoracique.

Knoll (2) a constaté aussi la polyurie par la section du splanchnique; en même temps, il y a une diminution du poids spécifique de l'urine ; mais cette diminution n'est pas en rapport avec l'accroissement du liquide sécrété ; ce qu'il attribue à l'augmentation de l'urée, qui est proportionnelle à la polyurie. Quelquefois, il a vu de l'albuminurie ; parfois aussi, l'urine devient alcaline. Knoll n'attribue pas l'albuminurie à la section nerveuse, car elle se serait parfois montrée avant l'opération ou pendant qu'on l'exécutait.

Voici maintenant le résumé des expériences de M. Vulpian :

Dans la première expérience qu'il cite (*Exp.* vi, *p. 529*), et qui a été faite sur un chien (arrachement des filets nerveux accompagnant les vaisseaux du rein), il n'y eut ni albumine ni sucre ; l'urée était en quantité considérable ; le

---

(1) *Beitræge zur Anatomie und Physiologie,* 1873, p. 22

(2) *Eckhard's Beitræge,* vi *Heft* i, p. 41.

rein énervé était un peu plus petit, un peu plus sombre à la coupe et sa capsule était un peu plus vascularisée.

Dans une seconde (p. 31), le rein énervé qui était plus rouge pâlissait par l'électrisation des nerfs rénaux ; en même temps le calibre des vaisseaux du rein diminuait de plus de moitié.

Dans d'autres expériences (p. 531) il a trouvé :

Chez un lapin, après section du splanchnique 2 centimètres au-dessus de la capsule surrénale, le rein énervé plus rouge, le sang de la veine du même côté plus rouge; le rein sain étant couleur chamois. Il ne parle pas de polyurie.

Chez un chien, après la même opération, il a constaté, du côté énervé, de la congestion, de la rougeur, de la rénitence du rein. Quand il électrisait le bout périphérique du nerf, il produisait de la douleur, puis la pâleur du rein, qui revenait graduellement à son état primitif, quand on cessait l'électrisation. En même temps que le rein pâlissait, la veine diminuait de volume et le sang qu'elle contenait devenait plus sombre. A l'autopsie, trois ou quatre heures après l'opération, la section du rein énervé donnait lieu à un écoulement sanguin beaucoup plus considérable que l'autre.

L'urine du côté énervé est plus considérable et elle peut devenir fortement albumineuse. Elle ne contient ni cylindres hyalins, ni épithélium des tubules rénaux, ni globules sanguins, mais seulement des granulations graisseuses, qui sont normales dans l'urine de chien et qui ont probablement pour point de départ les tubules de la substance corticale dont un certain nombre, chez cet animal, présentent constamment un état granulo-graisseux.

Action de pneumo-gastrique. La galvanisation n'a rien produit chez le chien.

Excitation du bout centr al du sciatique. Elle n'a produit aucune modification de la circulation rénale, ni de la sécrétion des voies urinaires (p. 536).

Conclusions générales de M. Vulpian (p. 537) : « La section du splanchnique produit une forte congestion vaso-paralytique avec polyurie et albuminurie. Quelquefois (CL. BERNARD), il se produit de l'hématurie », mais souvent il y a albuminurie sans hématurie, « phénomène dû, quoi qu'en dise Knoll, à la section du splanchnique, et montrant la possibilité d'une albuminurie par troubles de l'innervation vaso-motrice du rein, sans altérations réelles du tissu rénal.

« D'autre part, l'électrisation du splanchnique détermine un arrêt de la sécrétion urinaire, avec pâleur du rein, constriction des vaisseaux, changement de coloration du sang dans la veine rénale. »

CHAPITRE II

Influence des lésions des centres nerveux, sur la sécrétion urinaire, chez le chien.

Je dois reconnaître tout d'abord que mes expériences sur les lésions des centres nerveux n'ont pas été assez nombreuses ; je les publie cependant parce qu'elles me procurent l'avantage de rappeler les résultats déjà obtenus avant de passer à un sujet nouveau.

Les trois expériences qui suivent ont toutes été faites sur des chiens ; les lésions sont directes pour les deux premières, et par action de voisinage pour la troisième.

Expérience I.

Perforation d'arrière en avant du lobe cérébelleux gauche et d'une partie du lobe cérébral du même côté chez un chien.

Chien courant, griffon, de forte taille.

Le 16 avril 1880, à 10 h. 1⟮2 du matin, on attache le chien sur le ventre et on lui fait une incision longitudinale à la nuque partant un peu au-dessous de la protubérance occipitale externe et se rendant jusqu'à la deuxième vertèbre cervicale. On sectionne avec soin tous les muscles jusqu'à ce qu'on aperçoive bien la mem-brane occipito-atloïdienne ; on la perfore en dédolant. Puis on se trouve sur les méninges qu'on perfore avec précaution.

Par l'ouverture faite à la dure-mère, on pousse alors le stylet d'arrière en avant en retournant le crochet en bas du côté des centres nerveux. On retire le stylet, et aussitôt l'animal est pris de de spasmes d'une très-courte durée (11 h. du matin.)

On le détache et on le met par terre ; il cherche à se relever ; mais ne peut le faire. Ce qu'il y a de plus marqué chez lui, c'est l'extension complète de la patte antérieure droite *qui est un peu raide;* à ce moment, il n'a pas perdu connaissance ; car ayant aperçu la porte qu'on venait d'ouvrir, il a essayé de se lever pour s'échapper.

On lui trouve à ce moment l'oreille gauche plus chaude que la droite, une paralysie de la patte antérieure gauche, une contracture légère cessant bientôt de la patte postérieure dn même côté et qui laisse la place à la paralysie. Paralysie de la face très-légère à droite, mais très-prononcée à gauche ; les joues restent flasques et sont distendues à chaque expiration et ramenées à l'intérieur de la bouche à l'inspiration ; le chien est dans l'état de ces apoplectiques dont on dit qu'ils fument la pipe. Il est d'ailleurs aussi dans le coma. La langue, quoiqu'il soit couché sur le côté droit, est fortement déviée à gauche, sauf la pointe qui est flasque et qui tombe du côté où l'on fait pencher la tête.

Les pupilles sont égales.

Le pouls est considérablement ralenti.

La respiration est très-accélérée.

De telle sorte que le nombre de pulsations du cœur est devenu synchrone avec celui des respirations. Ces deux nombres sont de 64 à la minute.

A 1 h. 40 le cœur est irrégulier et bat 112 à la minute.

Les respirations ne sont plus que de 20 à la minute.

A 2 h. 35, l'animal est pris d'une crise épileptiforme avec abolition complète de la connaissance ; il fait des sauts de 50 centimètres de haut sans l'aide de ses pattes ; ces sauts sont produits à l'aide surtout des deux parties antérieure et postérieure de son corps recourbées en arc de cercle et brusquement redressées.

La crise dure à peine quelques minutes, mais dans ces brusques mouvements il s'est déclaré une légère hémorrhagie ; on défait la suture, on place un peu d'amadou sur la veine qui donne et on fait une suture profonde.

Les pupilles sont égales.

A 3 heures, la respiration est à 34 et le pouls à 128. Le chien vient d'avoir une nouvelle crise plus légère et plus courte ; il est toujours dans le collapsus. Il s'écoule toujours un peu de sang au niveau de la plaie ; aussi l'urine recueillie est-elle mêlée de sang. On jette ce qu'on a obtenu et on remet un bocal propre.

A 4 h. 20, respiration 30 ; pouls 136 ; toujours sang et toujours collapsus.

A 4 h. 20, respiration 36, pouls 144.

A 5 h. 30, respiration 22, pouls 144.

Chaque fois, on trouve du sang dans le bocal et on en jette le contenu.

. Le lendemain 17 avril, à 8 h. du matin, l'animal est dans le même état que la veille, et on trouve dans le bocal 220 centimètres cubes d'urine et de sang écoulés depuis la veille à 5 h. 1ǀ2 du soir, c'est-à-dire en 14 h. 1ǀ2.

A 10 h. 1ǀ4 du matin, la respiration est à 30 et le pouls à 116.

A 2 h. du soir, la respiration est à 43 et le pouls à 126.

A 3 h. 1ǀ2, on a trouvé l'animal mort. On en trouvera plus loin l'autopsie.

On a recueilli de l'urine d'avant l'opération,

      —   toute l'urine de la nuit,

      —   l'urine contenue dans la vessie après la mort.

On en a dosé l'azote, les phosphates et les chlorures, sauf dans la dernière, et voici les résultats obtenus :

*Urine provenant d'une émission faite au commencement
de l'opération.*

	QUANTITÈ 220 cc.	PAR LITRE
Azote dégagé au moyen de l'hypobromite.		30,29
Acide phosphorique, total.		4,94
Acide phosphorique associé aux terres.		1,12
Acide phosphorique associé aux alcalis.		3,82
Chlorures		5

Rapport entre l'ac. ph. et l'azote $\dfrac{\text{Aph}}{\text{Az}}$ 16,3 (1)

Dans le liquide obtenu de 5 h. 30 du soir à 8 h. du matin, on n'a
pu voir s'il y avait de l'albumine ; car, comme il y avait du sang,
on a été obligé de séparer sa partie solide et son albumine par la
chaleur aidée de quelques gouttes d'acide acétique ; de sorte que,
si l'on s'est débarrassé de l'albumine du sang, on s'est aussi débarrassé de celle qui aurait pu exister dans l'urine. Il n'y avait pas
de sucre.

Après coagulation du sang et filtration, on a obtenu dans le
liquide écoulé de 5 h. 30 du soir, à 8 h. du matin.

QUANTITÉ DE LIQUIDE 220 cc.	par litre	p. les 220 c. c.
Azote par l'hypobromite.	15,10	3,30
Acide phosphorique total	6,56	1,44
Acide phosphorique uni aux terres. . .	0,42	0,09
Acide phosphorique uni aux alcalis. . .	6,14	1,35
Chlorures	4,4	0,97
Sucre	0.	0
Albumine	?	?

Rapport de l'acide phosphorique et l'azote, 43,4.

Ici la proportion entre les phosphates terreux et les phosphates

---

(1) Par cette expression, j'entends que p. 100 d'azote, il y a 16,3
d'acide phosphorique (voir le mémoire de MM. Lépine et Jacquin,
en *Revue mensuelle*, 1879).

alcalins a beaucoup diminué ; ainsi, tandis que dans la précédent urine (avant l'opération) les phosphates alcalins étaient seulemen 3,410 fois plus abondants que les phosphates terreux ; dans le liquide de la nuit, il sont 14,619 fois plus abondants, rapport qui est beaucoup au-dessus de la normale.

Dans la vessie, après la mort, on a trouvé un liquide gélatiniforme, semblable à une solution concentrée de gomme et très-peu coloré. Son analyse a fourni les résultats suivants :

Urine trouvée dans la vessie après la mort :

	QUANTITÉ.	25 c. c.
	par litre	dans les 25 c. c.
Azote	5,56	0,14
Acide phosphorique.	1,13	0,039

Rapport de l'acide phosphorique à l'azote, 20.

La quantité d'urine était trop faible pour doser les phosphates terreux et les phosphates alcalins, ainsi que les chlorures. Mais il est à remarquer que cette urine contient excessivement peu d'azote ; mais, par contre, une très-grande quantité d'acide phosphorique par litre.

Autopsie. — Les reins ne présentaient rien de saillant. Mais le cerveau a donné lieu à des observations très-intéressantes.

Le stylet qui avait été introduit par une ouverture de la dure-mère située au niveau à peu près du calamus scriptorius ne l'avait pas touché ; mais une veine avait donné du sang et entre les méninges et le bulbe se trouvaient une grande quantité de caillots sanguins : en remontant, on trouvait une perforation de bas en haut du pédoncule cérébelleux supérieur, on suivait très-facilement le trajet du stylet : de la face supérieure du pédoncule cérébelleux il avait suivi un trajet presque horizontal ; les deux tubercules quadrijumeaux gauches étaient détruits et, le long de la face interne de la couche optique gauche, il avait tracé un sillon assez profond dans toute sa longueur ; il avait donc traversé tout le ventricule moyen pour, de là, aller passer dans le ventricule latéral

gauche au niveau de son prolongement frontal en perforant la bi-
furcation gauche du pilier antérieur du trigone.

Les remarques spéciales à cette expérience ont été indi-
quées ci-dessus. Nous n'avons donc pas à y revenir. Ce
qu'elle présente pourtant de particulier c'est la diminution
relativement considérable des phosphates terreux.

C'est le contraire dans l'expérience suivante :

EXPÉRIENCE II.

Déchirure du bulbe à gauche et ouverture du prolongement occipital gauche du ventricule moyen chez un chien.

Chien mâtiné de chasse de très-forte taille.

Le 23 avril 1880, à 10 heures du matin, on commence l'opération
par une incision longitudinale de la nuque ; puis on fait une section transversale des muscles ; on perfore la membrane occipito-
atloïdienne et on pénètre dans le canal médullaire. Le stylet courbe
est dirigé à plat du côté de la base du bulbe ; arrivé à la distance
de 3 centimètres, à peu près, on retourne la pointe recourbée du
côté des centres nerveux et l'on fait la piqûre. Au moment où l'on
retire l'instrument, l'animal fait un brusque mouvement qui fait
pénétrer la pointe très-profondément et il est pris de quelques
spasmes et d'un ralentissement respiratoire de très-courte durée.

Comme il s'écoule une assez grande quantité de sang, on éteint
dans la plaie trois ou quatre cautères, ce qui arrête l'hémorrhagie.

On fait alors la suture de la plaie et, à 10 h. 30, l'opération est
terminée.

Au moment de l'opération, le chien urine, on recueille une partie du liquide écoulé et on y trouve les quantités suivantes d'urée,
d'azote de chlorures et d'acide phosphorique par litre :

Azote par l'hypobromite 26,1

Chlorures 5,2

Acide phosphorique total. 1,8

Acide phosphorique uni aux alcalis. . 1,58

Acide phosphorique uni aux terres. . 0,22

Rapport entre l'acide phosphorique et l'azote $\dfrac{\text{Aph}}{\text{Az}} = 6,9$

Immédiatement après l'opération, on remarque les phénomènes suivants :

La respiration est à 36 et le pouls à 96.

Les pupilles ne peuvent être comparées, recouvertes qu'elles sont par le repli conjonctival. Il y a du nystagmus.

L'oreille gauche est plus chaude que la droite.

La langue est déviée à gauche.

La face est paralysée du côté gauche.

Les membres gauches antérieur et postérieur sont contracturés.

Les droits sont dans la flexion, mais ne paraissent pas paralysés.

L'animal est couché sur le côté droit.

Placé dans la cage il ne donne point d'urine. A 11 heures le pouls et la respiration n'ont pas changé.

A 11 h. 1[2 il est mort.

Autopsie. 2 h. soir. — La vessie est très-distendue. L'analyse de l'urine qui y est contenue donne les résultats suivants :

Urine contenue dans la vessie :

	QUANTITÉ	50 c. c.	
		par litre	p. 50 c. c.
Azote.		27,96	13,98
Chlorures.		5,4	2,7
Acide phosphorique total		1,8	0,9
Acide phosphor. uni aux alcalis .		1,56	0,78
Acide phosphorique uni aux terres		0,44	0,22
Albumine.		0,00	0,00
Sucre.		0,00	0,00

$$\text{Rapport } \dfrac{\text{Aph}}{\text{Az}} = 6,4$$

Cette urine est légèrement plus chargée en urée et en chlorures, et contient un peu d'acide phosphorique en moins. Les phosphates terreux ont beaucoup augmenté par rapport aux phosphates alcalins.

Centres nerveux. — A l'ouverture du crâne, on a trouvé les lésions suivantes.

Des caillots très-nombreux sous les méninges du bulbe, du cervelet et de la partie postérieure du cerveau, ainsi que dans le ventricule moyen et le quatrième ventricule.

Toute la partie gauche du bulbe était séparée transversalement à sa base du pédoncule cérébral du même côté ; de plus, une déchirure longitudinale large et profonde intéressait la plus grande hauteur de cet organe en dedans du corps restiforme et plus bas entre lui et la pyramide postérieure.

En remontant plus haut, on trouve, toujours à gauche, les pédoncules cérébelleux déchirés.

Enfin le prolongement occipital du ventricule latéral a été ouvert.

Conclusions

Cette observation a présenté ce fait intéressant que, quoique peut-être la vessie n'ait pas été complètement vidée au début de l'opération, les phosphates terreux dans l'urine qu'elle renfermait au moment de la mort étaient en proportion très-exagérée ; de ce fait il faut conclure que les phosphates terreux ont au moins doublé sous l'influence du traumatisme :

Avant l'opération le rapport entre les phosphates terreux et les phosphates alcalins était $\dfrac{\text{Ph. alc.}}{\text{Ph. terr.}} = 13.$

Après l'opération le rapport entre les phosphates terreux et les phosphates alcalins est devenu $\dfrac{\text{Ph. alc.}}{\text{Ph. terr.}} = 28.$

Dans l'expérience suivante il n'y a eu aucune lésion directement produite par l'instrument.

EXPÉRIENCE III.

Irritation par action de voisinage du bulbe et de la partie supérieure de la moëlle, chez un chien.

Très-belle chienne de garde, blanche à longs poils. Le 29 avril
1880, à 10 h. 1|2 du matin, on fait une incision à la partie posté-
rieure de la colonne cervicale allant de 2 centimètres à peu près
au-dessous de la protubérance occipitale externe jusqu'à l'apo-
physe épineuse de l'axis ; on incise peau, muscles, aponévroses.
Arrivé sur la membrane occipito-atloïdienne, on pousse fortement
contre elle un stylet de manière à y amener un peu d'inflammation
On fait la suture de la plaie et on observe les phénomènes suivants :

Les pupilles, toutes les deux contractiles, sont de dimensions
égales.

L'oreille droite et les membres droits semblent avoir une température un peu plus élevée qu'à gauche.

Aucun signe de paralysie ou de contracture, ni de la face, ni des
membres.

A 11 h. 15 la respiration est à 40.

A 11 h. 20, le pouls et la respiration sont synchrones à 96.

A 1 h. 45, le pouls est encore devenu plus rapide : de 96 il est
venu à 140 et il est excessivement irrégulier. La respiration s'est
ralentie jusqu'à 22.

A 2 h. 30, on ne peut estimer à la main aucune différence de
température entre les deux oreilles ; on se sert du thermomètre et
on trouve une température égale des deux côtés : 38°.

A la même heure (2 h. 30) on sonde la chienne et on recueille
l'urine depuis l'opération (10 h. 1|2 jusqu'à ce moment.

Urine des quatre heures suivant l'opération :

Quantité. . . . .   50 c. c.

	par litre	p. les 50 c. c.
Azote.	41,38	2,07
Chlorures.	4	0,2
Acide phosphorique.	6,74	0,34

Rapport entre l'acide phosphorique et l'azote : $\dfrac{\text{Aph.}}{\text{Az.}} = 16,3$

A 5 h. 1⁄4 du soir, la respiration est à 18 et le pouls, toujours très-irrégulier, est à 132.

Par heure. . . . .
Urine	12,5
Azote	0,52
Chlorures.	0,05
A. ph.	0,09

Le lendemain 30 avril, à 8 h. 1⁄2 du matin, le pouls ne s'est pas régularisé, il à 160 et la respiration à 18. L'animal n'a pas uriné dans sa cage.

A 10 h. du matin, on le sonde et on retire de sa vessie 155 cent. d'urine formée depuis la veille à 2 h. 1⁄2 du soir, soit en 19 h. 1⁄2. Elle donne :

Urine du 29 avril, 2 h. 1⁄2 du soir, au 30 avril, 10 h. matin (19 h. 1⁄2).

Quantité. . . . .   155 c.c.

	par litre	p. les 155 c. c.
Azote.	32,81	5,01
Chlorures	5	0.78
Acide phosphorique total.	4,46	0,69
— — uni aux alcalis.	3,76	0,59
— — — terres. .	0,70	0,11

Ce qui fait par heure :

Urine.	7,89
Urée..	0,039
Chlorures.	0,035

Ac. ph. total.   0,011

Rapport entre l'acide phosphorique et l'azote : $\dfrac{\text{Aph.}}{\text{Az.}}$ $= 13,6$

Dans les quatre premières heures qui ont suivi l'opération, l'urine a été en centimètres cubes de 12,5 par heure ; mais il en restait probablement dans la vessie. Dans les 19 heures qui ont suivi, elle n'a été en moyenne que de 7 c.c., 89 par heure. La lésion faite a donc déterminé de l'anurie ou plutôt de l'oligurie.

De plus l'azote qui était de 0,517 en moyenne par heure dans les quatre heures ayant suivi l'opération, est devenue plus abondant 1,682 par heure, dans les 19 h. 1[2 suivantes.

L'acide phosphorique total a au contraire diminué : de 0,084 par heure, il est venu à 0,035. L'acide ph. uni aux terres est 0,011 par heure.

De 10 h. du matin à 3 h. 1[2 du soir, c'est-à-dire, en 5 h. 1[2, on a recueilli 110 c.c. d'urine soit 20 c.c. par heure.

Cette urine a donné :

	par litre	p. les 110c. c
Quantité. . . . . 110 c.c.		
Azote	41,38	4,552
Chlorures..	6	0,66
Acide phosphor. total.	6	0,66
— — uni aux alcalis.	4	0,44
— — — terres.	2	0,22

Rapport entre l'acide phosphorique et l'azote : $\dfrac{\text{Aph.}}{\text{Az.}}$ $= 14,5$

Soit 2 c.c. d'urine, 1,79 d'urée par heure, 0,12 d'acide phosphorique total, et 0,04 d'ac. phosph. uni aux terres. L'urée, l'acide phosphorique uni aux terres ou aux alcalis ont donc augmenté notablement dans cette période.

A 5 h. 30 la respiration est venue à 15 et le pouls, dont l'irrégularité est toujours la même, est à 160.

Le 1er mai, à 10 h. 1[2 du matin, l'animal fait un mouvement

brusque, pendant qu'on le sonde, et il brise dans son canal le tube
de verre avec lequel on le sondait. Il n'a pas encore uriné depuis
la veille à 3 h. 1|2 du soir.

Le soir à 3 h. 1|2 on essaie de le sonder sans pouvoir y réussir ;
il se sauve et urine spontanément environ 45 cent c. d'une urine
légèrement sanguinolente, mais on ne peut savoir si la vessie est
entièrement vidée. A l'analyse, cette urine, la seule qui ait été
excrétée en 24 heures donne :

	par litre	pour 45 c. c.
Quantité.		45 c.c.
Azote.	25,537	1,149
Chlorures..	6	0,27
Acide phosphorique total.	4,30	0,19

Rapport entre l'acide phosphorique et l'azote : $\dfrac{\text{Aph.}}{\text{Az.}} = 16,80$

Elle donnerait par heure 1 cc. 875 d'urine 0 gr. 0479 d'azote et
0,008 d'ac. phosphorique total 0,011 de chlorures.

Du 1er mai 3 h. 1|2 du soir au lendemain 2 mai 9 h. 1|2 du matin
on n'a pas pas pu avoir d'urine, le chien étant sorti de sa cage et
ayant uriné sur le plancher.

Le 3 mai à 8 h. 1|2 du matin le pouls est à 144, et la respira-
tion à 8

Du 2 mai à 9 1|2 du matin au 3 mai même heure ou à 150 c.c.
d'urine donnant les résultats suivant :

	par litre	totaux
Quantité.		150 c.c.
Azote.	35,789	5,368
Chlorures.	6	0,900
Acide phosphorique total.	6,96	1,044
— — uni aux alcalis.	6,4	0,960
— — — terres.	0,56	0,084

Rapport entre l'acide phosphorique et l'azote : $\dfrac{\text{Aph.}}{\text{Az.}} = 19,4$

Soit 6 c.c. 25 d'urine par heure ; 0 gr. 224 d'azote, 0,0435 d'ac. phosphorique total, et 0,0035 d'acide phosphorique nni aux terres et 0,379 de chlorures.

Le 3 mai à 2 heures du soir, on réussit à extraire un très-petit morceau du tube de verre contenu dans l'urèthre.

Du 3 mai 9 h. 1ı2 du matin au lendemain 4 mai, même heure, c'est-à-dire en 24 heures, on recueille 150 c.c. d'une urine sanguinolente qui donne :

Urine du 3 mai 9 h. 1ı2 matin, au lendemain 4 mai, même heure (24 heures).

	par litre	p. 150 c. c.
Quantité. . . . . 150 c.c.		
Azote.	29,39	4,418
Chlorures.	4	0,6
Acide phosphorique total. . .	7,2	1,08
— — uni aux alcalis.	6,56	0,984
— — — terres.	0,64	0,096

Rapport entre l'acide phosphorique et l'azote, 42,5.

Ce qui donne par heure urine 6 c·c. 25, azote 0 gr. 184, Chlorures, 0,025, acide phosphorique total 0,045, ac. phosphor. uni aux terres 0,004.

La quantité d'urine est la même; quant au reste, l'urée et les chlorures ont diminué, tandis que l'acide phosphorique a augmenté.

Depuis le début jusqu'à la journée du 2 ou 3 mai la quantité d'urine a continuellement baissé. Les 3 et 4 mai, elle a augmenté pour rester constante.

L'urine a augmenté jusqu'au 1er mai ; elle a diminué le 1er mai pour réaugmenter le 3 et baisser de nouveau le 4 mai en restant supérieure à la quantité excrétée par heure le 1er.

Les chlorures ont absolument suivi l'urée.

L'acide phosphorique total a augmenté le lendemain de l'opération après avoir diminué dans la période de 19 h. 1ı2 qui a suivi les quatre premières heures après l'opération.

L'acide phosphorique uni aux terres a augmenté le lendemain de l'opération pour diminuer le 3 mai et réaugmenté le 4 mai.

	29 avril de 10 h. 1⧵2 à 4 h. 1⧵2	29 av. 30 avr. de 4 h. 1⧵2 s. à 10 h. m.	30 avril de 10 h. m. à 3 h. 1⧵2 s.
Urine	»	moins	moins
Azote	»	plus	plus
Chlorures	»	plus	plus
Ac. ph. tot.	»	moins	plus
— — uni aux t.	»	»	plus

	1er mai	2 mai	3 mai	4 mai
Urine. . . .	moins	»	plus	égale
Azote. . . .	moins	»	plus	moins
Chlorures. . .	moins	»	plus	moins
Ac. ph. tot. .	moins	»	plus	plus
— uni aux t.	moins	»	moins	plus

Dans aucune de ces urines on n'a trouvé de sucre ni d'albumine.

L'irritation du bulbe et de la partie supérieure de la moëlle aurait donc tendu :

1° A diminuer l'urine.

2° A augmenter momentanément l'urée.

3° A diminuer plutôt qu'à augmenter les phosphates.

Autopsie. — L'animal ayant été tué le 4 mai, on en a fait l'autopsie. A l'examen de la région cervicale, on a trouvé :

1° La plaie suppurait légèrement.

2° Il y avait très-peu de sang épanché dans la plaie.

3° La membrane occipito-atloïdienne ne présentait aucune perforation. Seulement, au niveau de son insertion sur l'arc postérieur de l'atlas, et sur la ligne médiane, elle présentait une légère éraillure supérieure avec une légère infiltration sanguine.

4° Toute la partie inférieure du bulbe et la partie supérieure de la moëlle étaient congestionnées dans leur moitié postérieure. Elles étaient criblées de petits points rouges de la superficie en arrière jusqu'à leur moitié antérieure. En avant elles étaient normales.

Conclusions des 3 précédentes expériences :

Ces trois expériences, surtout la première et la troisième n'ont pas été suivies de polyurie. Peut-être même l'urine aurait été plutôt diminuée qu'augmentée (Obs. iii)

L'azoté a augmenté.

Quand à l'acide phosphorique, j'ai constaté à nouveau ce qu'avaient déjà remarqué MM. Lépine et Jacquin, (1) savoir : l'augmentation presque constante du rapport entre lacide phosphorique et l'azote après un traumatisme. Dans un cas (Exp. ii), où au contraire, il était légèrement diminué, les phosphates terreux avaient en grande partie remplacé les phosphates alcalins.

Quand à la polyurie, on peut conclure, avec M. le professeur Eckhard, que les lésions des centres nerveux faites sur le chien ne produisent aucun résultat, tandis qu'elles n produisent de très-nets chez le lapin.

____

(1) *Revue mensuelle,* 1879

CHAPITRE III

De la section des branches terminales du plexus rénal, et de celle du splanchnique.

Les quelques expériences suivantes ont eu pour but de reproduire les résultats obtenus par Cl. Bernard, MM. Eckhard, Vulpian et un certain nombre d'autres expérimentateurs, sur la section du splanchnique et l'énervement plus ou moins complet du rein ; je donnerai à ce sujet, une série de quatre expériences : les trois premières sur l'énervement du rein ; et le quatrième, sur l'arrachement du splanchoique ; et on comparera alors les résultats obtenus.

Expérience IV

Enervement partiel du rein gauche, chez un chien

Chien mâtiné excessivement gros grisaillé à poils rudes et très-épais.

Le 9 avril 1880 à 10 h. 1/2 du matin ; incision sur le dos du chien en dehors de la masse musculaire de la gouttière vertébrale gauche pour aller chercher l'uretère et le rein sans intéresser le péritoine ; une canule est placée dans l'uretère gauche ; puis on procède à l'énervement partiel du rein : pour cela on détruit tous les filets nerveux parcourant la face postérieure de l'artère rénale en laissant intacts ceux de la face antérieure ainsi que les nerfs allant directement du plexus à l'extrémité supérieure du rein ; on fait alors la suture de la peau et on laisse le chien fixé dans la gouttière.

Durant l'opération et après, il n'urina pas ; de sorte que la vessie conserva l'urine qui précéda l'opération. Un accident ne permit pas de recueillir l'urine du côté gauche jusqu'à 2 heures. A ce moment, on place une canule dans l'uretère droit, et on recueille l'urine du rein gauche pendant une demi-heure qui a donné en urée et en azote :

Urine de 2 h. à 2 h. 1/2 du soir (côté gauche) pendant l'opération sur le rein droit.

Quantité . . . 2 c. c., 8 ce qui ferait en 1 h. 5 c.c., 6

Azote par litre. 10,625

Azote dans les 2 c. c. 8. 0,242

De 2 h. 1/2 à 3 h. 1/2 on essaya de recueillir l'urine des deux reins séparément ; mais un résultat inattendu vint s'y opposer : il ne s'écoula pas une goutte d'urine par l'uretère droit, et jusqu'à la mort de l'animal, on ne put en obtenir une goutte. Ce fait peut être dû à une excitation réflexe des vaso-constricteurs par suite de l'opération faite sur l'uretère. Quoiqu'il en soit, on n'a pu dans toute cette expérience examiner que l'urine du rein gauche. Elle a été examinée d'heure en heure de 2 h. 1/2 à 5 h. 1/2 et voici les résultats obtenus :

De 2 h. 1/2 à 3 h. 1/2

Quantité. . . . . 6 c. c., 2

Azote par litre. 12,116

Azote dans les 6 c c. 2 0,095

De 3 h. 1/2 à 4 h. 1/2

Quantité. . . . . 7 c. c., 1
    Azote par litre. 13,328
    Azote dans les 7 c. c. 1 0,095

De 4 h. 1/2 à 5 h. 1/2

Quantité. . . . . 7 c. c., 5
    Azote par litre. 13,514
    Azote dans les 7 c. c. 5. 0,101

Dans l'urine excrétée depuis 5 h. 1/2 jusqu'à la mort du chien qui a dû avoir lieu de très-bonne heure on a trouvé (toujours du côté gauche seulement) :

Quantité. . . . . 1 c. c., 5
    Azote par litre. 13,048
    Azote dans 1 c. c. 5 0,020

Par ces trois dosages on peut voir dans l'urine de chaque heure que la quantité a constamment augmenté ainsi que celle de l'urée (quantité absolue) ; mais l'augmentation a été de moins en moins forte. Nous faisons abstraction de l'urine excrétée après 5 h. 1/2 dont la durée d'excrétion n'est pas connue. Il est regrettable que 'urine depuis le moment de l'opération jusqu'à 2 heures ait été perdue ; on aurait pu voir si la quantité était plus grande ou moindre en un temps donné immédiatement après l'opération qu'elle ne l'a été plus tard.

Autopsie

A l'autopsie faite le lendemain à 10 h. 1/2 du matin on a trouvé les organes (foie. rate, poumons) normaux.

Reins de même poids l'un que l'autre 60 grammes ; Les nerfs de la face antérieure du rein gauche sont intacts ; ceux de la face postérieure ont été sectionnés.

Les 2 canules parfaitement placées dans les deux uretères. Le rein droit (non énervé) de couleur un peu plus sombre que la gauche.

Vessie médiocrement pleine et contenant 94 c. c. d'urine excrétée par les deux reins avant l'opération et qui a donné :

Quantité.. . . . . 94 c. c.

Azote par litre. 14,446

Azote dans 94 c. c. 1,359

Elle diffère des urines après l'opération par une quantité d'azote par litre plus considérable. Il est à remarquer que la composition en azote de l'urine s'écoulant par le rein gauche tendait de plus en plus à se rapprocher de celle de l'urine normale contenue dans la vessie.

L'urine de la vessie a une odeur fortement ammoniacale.

Pas de péritonite.

Dans l'expérience suivante, on a injecté de l'ergotine dans la veine pour voir comment les résultats en seraient modifiés.

Expérience V.

Section des nerfs rénaux du hile seul (côté gauche), suivie d'injection d'ergotine.

Chienne mâtinée, à poil ras, blanche, tachée de marron ; de moyenne taille.

Le 7 avril 1880 à 10 h. 1/2 du matin, ouverture de la cavité abdominale pour aller à la recherche des artères rénales gauches et procéder à leur décortication de manière à enlever tous les nerfs ; l'opération se passe sans incident, on ne lie pas comme dans l'expérience précédente les tissus au niveau du hile du rein, de sorte qu'on ne détruit pas les lymphatiques de cet organe. Canule dans les deux uretères et à 11 h. suture des parois abdominales.

Au moment de l'opération, l'animal urine de manière à vider complètement sa vessie ; on recueille une partie de son urine qui donne les résultats suivants :

Azote par litre, 13,328.

De 11 h. à 3 h. on laisse les choses en l'état et on recueille séparément l'urine de chaque rein qui donne :

	A gauche :	A droite :
Quantité.	10 c. c.	8 c. c.
Azote par litre.	12,116.	11,556.
Azote dans 10 c. c.	0,121. dans 8 c. c.	0,093.

On voit que la quantité d'urine n'est guère plus considérable à gauche qu'à droite, ce qui a toujours lieu au début de l'opération, le résultat de l'énervement ne se faisant sentir que plus tard. On trouve aussi plus d'azote à gauche qu'à droite ; ce qui doit être dû au léger. excès de travail du rein de ce côté et au lavage qui est plus abondant par suite d'une quantité d'eau un peu plus considérable.

A 3 heures on fait dans la veine fémorale une injection avec 100 c. c. d'une solution légère et presque froide d'ergotine. L'effet immédiat est un renforcement considérable des bruits du cœur et une légère accélération des battements.

L'urine recueillie de 3 h. à 4 h., c'est-à-dire dans l'heure qui a suivi l'injection, a donné :

	A droite :	A gauche :
Quantité.	5 c. c. 5.	4 c. c. 5.
Azote par litre.	11,37.	10,16.
Azote dans 5 c. c. 5.	0,06. dans 4 c. c. 5.	0,05.

La quantité d'urine excrétée pendant cette heure est à peu près la moitié de celle excrétée pendant les quatre premières heures ; ce résultat est probablement dû aux 100 c. c. d'eau injectée. Si, d'un autre côté, elle n'est pas aussi considérable qu'elle l'a été dans une précédente opération analogue à celle-ci (IV), mais où il n'y avait pourtant pas eu d'injection, ce résultat doit être dû à la nature du liquide injecté, l'ergotine étant un constricteur des vaisseaux. L'ergotine injectée dans la circulation portant son action sur le rein partiellement énervé, quoique avec moins d'intensité peut-être, comme sur l'autre. Dans l'opération précédente l'excrétion urinaire du côté énervé a seule persisté. Ici on a eu de l'urine des deux côtés ; mais en moins grande quantité du côté sain. Dans le dosage ci-dessus elle est 1, 5 fois plus forte à gauche qu'à droite, et dans les dosages des heures suivantes elle est 1,222..., 1,2068... fois plus considérable, résultat qui ne s'écarte pas très-considérablement comme rapport, mais seulement comme quantité absolue, ce dont on a donné la raison plus haut.

L'azote est toujours plus considérable à gauche qu'à droite.

Voici les résultats de l'heure suivante :

De 4 h. à 5 h. du soir.

	A gauche :	A droite :
Quantité.	7 c. c.	5, 8.
Azote par litre.	11,557.	10,159.
Azote dans 7 c. c.	0,059. dans 3 c. c. 8.	0,059.

Enfin, depuis 5 h. du soir jusqu'à la mort qui a dû avoir lieu vers 9 ou 10 heures, en tenant compte de la quantité excrétée et du ralentissement considérable aux approches de la mort, on a eu comme résultat à gauche.

Quantité. . . . . 10 c. c.
Azote par litre. . . 10,391.
Azote dans 10 c. c. 0,104.

On n'a pas pu doser l'urine du côté droit, le vase la contenant ayant été renversé dans les spasmes de l'agonie de l'animal.

Quant à l'albumine, voici les résultats obtenus :

	A gauche :	A droite :
Urine de 3 h. à 4 h.	Nuage albumineux plus que dans celle de 4 à 5 h.	Rien
Urine de 4 h. à 5 h.	Léger nuage par l'acide nitrique, si l'on traite par le sulfate de magnésie et si l'on filtre, on n'obtient pas de nouveau précipité.	Rien

Urine de la nuit.   Renferme plus d'albumine
que les autres. Après le
sulfate de magnésie et filtration, on obtient encore
un trouble assez marqué
par l'acide nitrique.

Autopsie.

A l'autopsie on trouve les organes splanchniques autres que les organes urinaires à peu près normaux.

Vessie vide.

Reins. Le droit est normal et pèse 47 gr. Le rein gauche congestionné surtout dans la zône corticale pèse 57 gr. ce qui fait en faveur de ce dernier une différence de 10 grammes. Le rein gauche est parfaitement débarrassé des nerfs qui lui viennent par les artères rénales ; mais comme on n'avait pas lié tout ce qui n'était ni vaisseaux ni uretère, on n'avait pas, il est vrai supprimé les lymphatiques ; mais on n'avait pas supprimé non plus les branches du plexus qui se rendent directement à l'extrémité supérieure du rein.

Les deux expériences précédentes ont confirmé les résultats donnés par plusieurs auteurs sur l'influence de l'énervement d'un rein ; elles ont appris, de plus, que l'ergotine avait encore une certaine action sur le rein partiellement énervé. Mais l'urine s'écoulant lentement chez un animal déjà affaibli par une grave opération et dont la tension sanguine était considérablement abaissée, on a eu recours à l'emploi d'injections intra-veineuses pour augmenter l'excrétion

De plus, pour rendre plus évidente l'exagération de sécrétion par le rein énervé, on a lié une branche de son artère, ce qui a diminué de tout le territoire de cette branche la portion sécrétante de l'organe.

Expérience VI.

Section des nerfs rénaux du côté gauche, et ligature d'une des branches de l'artère rénale gauche, chez un chien.

Très-gros chien mâtiné marron à poils ras.

Le 5 avril, à 10 heures du matin, on découvre les artères rénales gauches par une incision abdominale. On dénude les artères complètement et on déchire leurs gaînes d'une façon absolue de manière à ne laisser aucun filet nerveux se rendant au rein gauche. Léger incident dû à la section d'une petite artériole se rendant à l'atmosphère graisseuse du rein ; on la lie.

Quand les vaisseaux et l'uretère sont parfaitement dénudés, on lie tout ce qui n'est pas uretère ou vaisseaux ; on en fait deux paquets qu'on lie à chaque extrémité du rein.

Ouverture de l'une des deux artères principales du rein gauche et sa ligature aux deux bouts ; le résultat sera une anémie de tout le territoire rénal dépendant de cette artère. Tout le reste de l'opération se passe sans incident. Une canule en verre est placée dans les deux uretères et on fait la suture abdominale. Immédiatement il sort quelques gouttes d'urine à droite, mais rien à gauche.

On découvre alors la veine fémorale droite et on y place un canule. De 11 h. 5 à 11 h. 25, on y injecte un litre d'eau salée à 7 p. 1000 par 50 cent. c. à la fois en une minute à peu près ; à chaque injection le chien se plaint.

L'urine continue à couler à droite ; mais ce n'est qu'à 11 h. 1⁞4 qu'il commence à sourdre quelques gouttes d'une urine rougeâtre à gauche ; la quantité étant encore bien moindre qu'à droite à 11 h. 1⁞2. La couleur rouge est due à du sang, car à l'examen du dépôt au microscope, on a trouvé des globules rougesdu sang ; sauf ce sang, l'urine du côté gauche est pâle, tandis que celle du côté droit est de couleur assez foncée.

On a recueilli l'urine écoulée depuis 11 h. 5 jusqu'à 2 h. et elle a donné :

	Côté gauche		Coté droit
Quantité	74 c. c.		42 c. c. 5
Azote par litre	5,43		6,59
Azote dans les 74 c. c. . .	0,40	dans 42,5	0,28
Chlorures par litre. . . .	7		8,8
Chlorures dans 74 c. c. . .	0,30	dans 42,5	0,37

On voit que la quantité d'urine qui était bien moindre à gauche à 11 h. 1|2, a bien vite augmenté à partir de ce moment jusqu'à devenir près du double (1,738 fois plus).

Pendant l'heure suivante, de 2 h. à 3 h. du soir, l'urine écoulée de chaque côté est dans les proportions suivantes :

	Côté gauche		Côté droit
Quantité	26 c. c.		16 c. c.
Azote par litre.	6,56		13,98
Azote dans 26 c. c. . . .	0,17	d. 16 c. c.	0,12
Chlorures par litre . . .	3,6		2,4
Chlorures d. 16 c. c. . .	0,09	d. 16 c. c.	0,04

L'azote excrété à droite pendant cette deuxième période est de 0,12 en une heure, tandis que pendant la période précédente de près de 3 heures, elle aurait été approximativement de 0,09. L'azote a donc augmenté de 1|3 à peu près ; l'urine a très-légèrement augmenté : 26 c. c. au lieu de 24,23 ; les chlorures ont au contraire diminué 0,0384 au lieu de 0,1246.

A gauche, l'urine est encore légèrement augmentée en moyenne 26 c. c. au lieu de 24,33. L'azote est très-légèrement augmenté 0,17 au lieu de 0,13. Les chlorures auraient diminué 0,09 au lieu de 0,10.

On a examiné d'heure en heure les urines jusqu'à 5 heures du soir et celles écoulées depuis 5 heures du soir jusqu'à la mort qui a eu lieu probablement vers 7 heures du soir, et voici les résultats obtenus :

De 3 heures à 4 heures du soir.

	Côté gauche	Côté droit
Quantité	26 c. c.	14 c. c.
Azote par litre.	6,06	9,32
Azote d. 26 c. c.	0,16 d. 14 c. c. 0,13	
Chlorures par litre. . .	3,6	3,4
Chlorures d. 26 c. c. . . .	0,09 d. 14 c. c. 0,05	

A 4 heures du soir, on fait une nouvelle injection d'un litre d'eau salée à 7 p. 1000. La température rectale du chien était à 39°.

L'urine de 4 heures à 5 heures du soir nous a donné.

	Côté gauche	Côté droit
Quantité	88 c. c.	53 c. c.
Azote par litre.	3,98	1,09
Azote d. 88 c. c. . . .	0,35 d. 53 c. c. 0,57	
Chlorures par litre. . .	5,04	10,4
Chlorures d. 83 c. c. . . .	0,48 d. 53 c.c. 0,55	

La quantité d'urine a considérablement augmenté, presque quadruplé à gauche (côté qui nous intéresse le plus) ; l'azote total a plus que doublé et les chlorures ont un peu augmenté.

L'urine de 5 heures jusqu'à la mort dont l'heure est inconnue nous a donné :

	Côté gauche	Côté droit
Quantité	151 c. c.	64 c. c.
Azote par litre. . . .	7,36	11,37
Azote d. 151 c. c. . . .	1,11 d. 64 c.c. 0,73	
Chlorures par litre. . .	6,2	7,8
Chlorures d. 151 c. c. .	0,94 d. 64 c.c. 0,50	

De cette dernière urine on ne peut pas tirer de conclusions sérieuses car on ne connaît pas l'heure de la mort et, par conséquent le temps qu'a duré l'écoulement. On voit cependant en comparant les 2 côtés que le rein gauche a excrété, comme dans les autres périodes de la journée, près du double du rein droit, 1 1⁄3 environ de plus d'azote et à peu près le double de chlorures.

Du côté gauche, l'urine qui auparavant n'avait qu'un léger précipité sanguin devint complètement rouge à partir de 3 heures et celle de 4 heures à 5 heures avait un léger caillot, tandis que celle de la nuit en contenait un considérable. A droite, l'urine seule de la nuit contenait une assez grande quantité de sang ; celle de 4 heures à 5 heures était déjà un peu rouge.

Le râclage de l'artère rénale a donc déterminé du côté lésé de la polyurie, de l'hématurie et une augmentation de l'excrétion de l'azote, quant aux chlorures leur augmentation est probablement due aux injections d'eau salée.

Au point de vue de l'albumine, on a examiné les urines de 2 à 3 heures, de 3 à 4 heures et de 4 à 5 heures et on a trouvé :

	A gauche	*A droite*
Urine de 2 à 3 h.	Trouble très-prononcé	Pas de trace d'albumine.
Urine de 3 à 4 h.	Précipité encore plus abondant. Après traitement par sulfate de magnésie et filtration, on obtient un précipité assez abondant par l'acide azotique.	Légères traces d'albumine. Pas de précipité par l'acide azotique après traitement par le sulfate de magnésie et filtration.
Urine de 4 à 5 h.	Trop colorée pour être facilement examinée.	Léger trouble.

D'une façon générale il y a plus d'albumine à gauche, la section des nerfs ayant probablement rendu trop poreuses les parois des capillaires qui laisseraient passer plus facilement l'albumine par suite de l'absence des vaso-constricteurs.

Autopsie. — Poumons très-pâles ; foie normal ; rate un peu plus pâle qu'à l'état normal. Vessie vide.

Du côté des reins, le rein droit est normal et pèse. . 55 gr.
le rein gauche pèse. . . . . 80 gr.
ce qui fait en faveur du rein gauche une différence de . 25 gr.

4

De plus le rein gauche est mou et fortement congestionné dans les 2⌐3 de sa surface (en avant et en bas); dans le 1⌐3 restant, territoire de l'artère rénale liée, on trouve une pâleur extrême ; cette partie est complétement anémiée.

A la coupe, cet infarctus ne paraît intéresser que la substance corticale ; la substance médullaire paraît aussi conge s
niveau que dans le reste du rein.

Dans l'expérience suivante on a arraché le grand nerf splanchnique au moment où il croise la face gauche de l'aorte et avant qu'il ait envoyé aucun filet au rein.

Dans ce cas on fait une injection intra-veineuse d'eau pure qui a naturellement été suivie d'hémoglobinurie ; je l'ai fait suivre d'une injection d'eau salée.

EXPÉRIENCE VII.

Arrachement du splanchnique, sur un chien.

Chien mâtiné grand, à poil rude et court.

Le 2 avril 1830, à 10 heures 1/2 du matin, on ouvre l'abdomen sur la ligne médiane pour aller chercher le nerf splanchnique gauche. Comme l'animal est assez fort et qu'il fait des efforts gênant l'opération, on l'anesthésie très-légèrement.

A l'ouverture de la paroi abdominale, des efforts de vomissement expulsent assez violemment l'estomac, les intestins et la rate.

Après l'écartement à droite de tous les organes splanchniques on recherche l'aorte abdominale qui est le point de repère et avec la sonde cannelée on découvre le nerf à gauche de ce vaisseau et le croisant un peu obliquement ; on passe un fil au-dessous et les deux extrémités réunies par un nœud sont maintenues hors de la cavité abdominale.

Aussitôt après recherche des deux uretères, leur ouverture, et l'introduction dans la lumière de chacun des canaux d'une canule en verre continuée par un tube de caoutchouc.

Au bout de quelques instants il commence à s'écouler une urine normale presque nulle à gauche, côté où le nerf avait été tiraillé et, par conséquent, excité.

A 11 heures, à l'aide d'une seringue de la capacité de 50 cent. c. on fait une première injection de 1 litre d'eau simple dans la veine fémorale gauche. A partir de ce moment il survient de l'hémoglobinurie : l'urine qui s'écoule très-peu abondante est rouge foncé ; elle ne contient pourtant pas de globules sanguins. La quantité qui s'écoule du rein droit est à peu près le triple de celle que donne le rein gauche. Elle est, approximativement, de 15 c. c. du côté droit et de 5 c. c. du côté gauche.

A 1 heure 3/4 du soir, on arrache le splanchnique gauche à l'aide de l'anse de fil préalablement passée au-dessous de lui : le chien pousse un léger cri.

A 2 h. 20 m. commencement d'injection dans la veine fémorale de 1 litre d'eau salée à 30 pour 1000, à raison de 50 c. c. par minute ; la durée est donc de 20 minutes. A la 10ᵉ seringue (500 c. c.) au bout de dix minutes, par conséquent, le liquide s'écoulant des deux uretères devient moins foncé.

L'urine écoulée des deux reins pendant l'heure qui a suivi cette première injection d'eau salée donne les résultats suivants.

Urine obtenue de 2 h. 1/2 à 3 h. 1/2 du soir par :

le rein gauche (rein énervé)	*le rein droit (rein sain)*
Quantité . . . . 103 c. c. 5	Quantité . . . . . 40 c. c.
Azote par litre . . . 1,449	Azote par litre. . 1,510
Azote d. 103 c. c. 5 . 0.149	Azote d. 40 c. c. . . 0,074
Chlorures par litre. . 9	Chlorures par litre . 8,8
Chlorures d. 103 c. c. 5 0,932	Chlorures d. 40 c. c. 0,431

A 3 h. 1/2, nouvelle injection d'eau salée à 10 0/0 ; on en introduit 200 c. c. dans la veine ; la solution est forte. aussi l'injection en est douloureuse ; et, à chaque fois que l'on injecte, le chien se plaint.

L'urine recueillie pendant l'heure qui a suivi cette injection donne les quantités suivantes d'urée, d'azote et de chlorures :

Urine excrétée de 3 h. 1/2 à 4 1/2 du soir par :

le rein gauche (rein énervé)		*le rein droit (rein sain)*	
Quantité . . . 103 c. c.		Quantité : . . . 25 c. c.	
Azote par litre. . . 0,666		Azote par litre . . 0,906	
Azote d. 103 c. c . . 0,149		Azote d. 25 c.c. . . 0,023	
Chlorures par litre. . 11,4		Chlorures par litre. 11,8	
Chlorures d. 103 c. c. 0,174		Chlorures d. 25 c. c. 0,30	

De 4 h. 1/2 à 5 h. 1/2, il ne se passe rien qui mérite d'être noté; l'urine est de nouveau recueillie pendant cette heure et on fait un nouveau dosage qui donne.

Du côté gauche (rein énervé) :		*Du côté droit (rein sain) :*	
Quantité . . . . . 64 c. c.		Quantité . . . . . 5 c. c.	
Azote par litre. . . 1,209		Azote par litre . . . 1,339	
Azote d. 64 c. c. . 0,774		Azote d. 5 c. c. . . 0,007	
Chlorures par litre. . 15		Chlorures par litre. . 12,8	
Chlorures d. 64 c. c. . 0,96		Chlorures d. 5 c. c. . 0,064	

A 5 h. 1/2 du soir, on fait une dernière injection de 200 c. c. d'eau salée au 1/10. Comme à 3 h. 1/2, à chaque seringue, le chien pousse des cris plaintifs, il essaie de se dégager et il est pris de mouvements spasmodiques.

A 6 heures il est mort et on n'a pu recueillir dans les verres que quelques gouttes d'urine plus foncée que les précédentes et insuffisantes pour faire un dosage.

La recherche de l'albumine et de la matière colorante du sang a été faite dans la 2e urine, celle de 3 h. 1/2 à 4 h. 1/2. Voici ce qu'on a trouvé :

D'une manière générale. l'albumine est plus abondante à droite (côté sain) qu'à gauche (rein énervé). Si l'on précipite une partie de l'albumine (globuline) par le sulfate de magnésie qu'on agite et qu'on filtre, on a encore un dépôt d'une albumine différente de la première par l'acide azotique.

Autopsie

Tous les organes splanchniques sauf les reins sont considérablement anémiés : le foie est d'un gris de mortier ; la rate est brun-grisâtre et le poumon entièrement décoloré.

Organes urinaires. Vessie vide. Les deux reins sont congestionnés ; celui qui l'est le plus est le droit, celui qui se trouvait du côté non énervé ; tous les deux sont le siége d'hémorrhagies.

Le poids de chacun des deux reins n'a pas été pris ; mais on a vu leur différence qui est de 6 grammes en faveur du rein droit.

Conclusions

Les quatre observations précédentes (IV, V, VI, VII,) montrent que :

1º Par l'énervemeut partiel d'un rein, il y a de la polyurie du côté énervé avec augmentation de l'azote.

2º La suppression de 1/3 de la glande sécrétante, par ligature d'un vais-eau, ne supprime pas cette polyurie.

3º L'injection d'ergotine agit encore sur le rein en partie énervé.

4º L'énervement, quoique incomplet d'un rein détermine la plupart du temps, de l'albuminurie et quelquefois de l'hématurie.

5º Le tiraillement du splanchnique amène une diminution passagère de l'urine excrétée.

6º La section du splanchnique provoque une polyurie beaucoup plus abondante que l'énervement partiel du rein.

7º Les injections intra-veineuses d'eau pure amènent de l'hémoglobinurie.

8º Les injections intra-veineuses d'eau salée augmentent la diurèse des deux côtés, surtout du côté énervé.

9º Ces mémes injections diminuent l'hématurie produite par l'eau pure ; mais ne réussissent pas à la faire cesser.

CHAPITRE IV

Influence de quelques réflexes sur la diurèse.

Après avoir étudié l'influence des lésions des centres nerveux, de l'énervement du rein de la section du splanchnique sur l'excrétion rénale et avant d'étudier celle d'un réflexe localisé sur un nerf (le sciatique), il a paru intéressant de chercher ce que pouvaient produire les réflexes vésicaux et ceux de l'immersion des pattes dans un bain froid ou tiède. Ces effets, sont indiqués dans la courbe suivante, donnant le nombre de gouttes écoulées dans l'espace d'une minute avant et après la production des réflexes dont je viens de parler.

Expérience VIII.

Influence de quelques réflexes sur la sécrétion rénale chez une chienne curarisée après énervement du rein gauche.

Très-vieille chienne boule-dogue de petite taille venant de mettre bas.

Le 11 mai 1880 à 1 h. 35 m. du soir, on fait d'abord la trachéotomie et l'on place la canule. Puis on place une canule dans l'uretère gauche et dans le droit. A ce moment on ouvre par erreur l'artère iliaque primitive droite, l'animal perd peu de sang ; car on fait immédiatement la ligature des deux bouts ; mais on ne sent pas de pouls à la fémorale du même côté à ce moment-là et on ne peut plus le retrouver jusqu'à la fin de l'expérience.

On ouvre alors la veine fémorale gauche pour les injections et à 2 h. 30 m. on fait une injection un peu forte de curare.

A 2 h. 3/4 on procède à l'énervement du rein gauche en faisant disparaître tous les nerfs se rendant directement du plexus à l'extrémité supérieure, puis en sectionnant tous ceux qui entourent l'artère rénale.

A 3 heures on fend le périnée pour mettre à découvert l'orifice extérieur de l'urèthre situé au fond du vagin et pouvoir y placer facilement une sonde. La chienne vient de mettre bas il y a peu de temps ; elle a une déchirure du périnée et le vagin recouvert de villosités considérables dans toute son étendue.

Au même moment où l'on fend le périnée, on injecte dans la veine fémorale 2 seringues (100 c.c.) de la solution habituelle faite avec

Bi-carbonate de soude.	3 gr.
Chlorure de sodium	15 —
Eau.	2000

Il ne se prodnit pas de salivation.

A droite, le membre postérieur est pris d'abord de contractions fibrillaires puis de mouvements de flexion du pied sur la jambe ; ces mouvements de flexion coïncidant avec les mouvements inspiratoires produits par le soufflet.

A 3 h. 9 m. Injection de 200 c.c. en 2 minutes.

A 3 h. 15 m. Injection de 700 c.c. en 1 minute

A 3 h. 16 m. Une secousse à la patte gauche. Toujours pas de salivation.

A 3 h. 18 m. Nouvelle injection de 300 c.c. en 4 minutes. Le cœur est très-fréquent : 200 pulsations au moins.

A 3 h. 24 m. Issue d'un peu de liquide par le nez.

A 3 h. 29 m. 1° goutte à droite.

A 3 h. 30 m. Injection de 200 c.c.

A 3 h. 40 m. Le cœur est toujours à 200.

A 3 h· 46 m. Commence une exsudation péritonéale séreuse.

A 3 h. 49 m. Chûte de la 1re goutte à gauche. Elle est trouble.

A 3 h. 48 m. On avait commencé à compter les gouttes à droite ; on ne le peut qu'à 3 h. 57 m. à gauche.

	A GAUCHE	A DROITE
	g^tes à la m^te	g^tes à la m^te
A 3 h. 48 m.	»	12
3 h. 49 m.	»	7
3 h. 50 m.	»	14
3 h. 51 m.	»	9
3 h. 52 m.	»	14
3 h. 53 m.	»	11
3 h. 54 m.	»	13
3 h. 55 m.	»	7
3 h. 56 m.	»	6
3 h 57 m.	3	13
3 h. 58 m.	4	5
3 h. 59 m.	4	5
4 h. Pattes de derrière dans un bain froid.	3	3
4 h. 1 m.	5	11
4 h. 2 m.	4	6
4 h. 3 m.	6	6
4 h. 4 m.	6	4
4 h. 5 m.	7	5
4 h. 6 m. Cessation du bain. L'animal bouge les pattes.	1	10
4 h. 7 m.	4	3

4 h. 8 m.	4	5
4 h. 9 m. Mouvements. Curare dilué dans 50 c.c. en injection	5	1
4 h. 10 m.	5	5
4 h. 11 m. Mouvements dans les pattes de derrière.	3	2
4 h 12 m.	2	3
4 h. 13 m. 4 en 1[2 minute puis 0	4	3
4 h. 14 m.	6	7
4 h. 15 m.	6	1
4 h. 16 m.	1	6
4 h. 17 m. Pattes de derrière dans un bain chaud à 44° dans le dernier quart de la minute. 0 dans les 3 premiers quarts dans le dernier quart	1 / 1	1 / 1
4 h. 18 m. Cessation du bain chaud .	3	5
4 h. 19 m.	4	5
4 h. 20 m.	4	5
4 h. 21 m.	2	3
4 h. 22 m. Pattes de derrière dans un bain chaud à 42° â 4 h. 22 m. 1[2	1	2
4 h. 23 m.	3	3
4 h. 24 m. Cessation du bain à 4 h. 24 m. 1[2	3	1 pl. 2 - 3
4 h. 25 m.	2	3
4 h. 26 m.	4	4
4 h. 27 m.	4	4
4 h. 28 m. Nouvelle secousse. Petite injection de curare. .	3	1
4 h. 29 m. Injection dans la vessie de 2 seringues d'eau froide qu'on laisse s'écouler. 5 puis 0, accélération dès la 1re demiminute	5	0

4 h. 30 m. 6   2
4 h. 31 m. . . 1 au début puis arrêt 1   1
4 h. 32 m. Injection dans la veine de 2
              seringues de solution en 1
              minute. 3   5
4 h. 3 m. 3   3
4 h. 34 m. . . . . . 6 puis arrêt.   6   5
4 h. 35 m. 0 pendant 35 secondes puis 5 5   5
4 h. 36 m. 0 pendant 15 secondes puis 4 4   5
4 h. 37 m. Bain froid des pattes qui sont
              très-froides 3   2
4 h. 38 m. Cessation du bain à la 1[2 mi-
              nute. 4   4
4 h, 40 m 5   4
4 h. 41 m. 0 pendant 30 secondes, 3 pen-
              dant les 30 autres . . . 3   5
4 h. 42 m. L'animal remue les pattes . 4   2
4 h. 43 m. 4 en 1[2 minute 4   2
4 h. 44 On injecte du curare et on retourne
              l'animal pour lui électriser la
              bulbe.

A 4 h. 59 m. On fait une injection dans la veine de 6 seringues
de solution.

A 5 h. 4 m. Après une incision sur la nuque on fait une excitation mécanique du bulbe au moyen d'une aiguille qu'on enfonce
à son niveau. L'animal remue la patte droite.

A 5 h. 6 m. On fait l'électrisation du point piqué avec un courant de moyenne intensité.

On obtient ainsi :

	A GAUCHE	A DROITE
4 h. 59 m. injection de 6 seringues. .	»	9
5 h	»	9
5 h. 1 m.	»	5
5 h. 2 m.	»	4
5 h. 3 m.	»	3

5 h. 4 m. **Excitation méc. du bulbe.**

La patte bouge. . . . . »   2 pl. 1   **3**

5 h. 5 m. . . . . »   1

5 h. 6 m . Excit. électr. courant moyen

pendant 1[2 minute . . . »   0

5 h. 7 m. 1e goutte à 5 h. 7 m. 3[4. .   1   2

5 h. 8 m.   9   0

5 h, 9 m. Injection de 2 seringues de

solution en 1 m. 1[2 . . .   2   0

5 h. 10 m. 0 pendant 50 secondes 1

pendant le reste . . .   1   0

5 h. 11 m. 0 pendant 40 secondes 1

pendant le reste. . . .   1   1

5 h. 12 m. 0 pendant 20 secondes . .   1   0

5 h. 13 m. pendant les 10 premières

secondes   1   1

A 5 h. 22 on découvre l'artère fémorale ponr tuer l'animal par hémorrhagie. Elle est très-petite ; le pouls artériel est misérable; il donne 140 pulsations à la minute.

L'urine écoulée du côté droit est près de 1 fois 1[2 la quantité d'urine écoulée à gauche. Elle contiendrait un peu moins d'urée mais un peu plus de chlorures. de plus il y a beaucoup plus d'albumine à gauche.

Urine recueillie pendant l'expérience.

	A gauche		*A droite*	
Quantité.	18 c.c.		25 c.c. 5	
Azote par litre. . . .	5,2124		3,5	
Chlorure par litre. . .	3,4		2,8	

Autopsie

Muqueuse intestinale épaissie.

Rein gauche un peu plus gros, congestionné pesant   47 gr.

Rein droit excessivement pâle pesant   42 gr.

Filets nerveux. Il restait un filet ou 2 au plus se rendant du plexus à la face antéro-inférieure de l'artère rénale puis entre ses deux branches. Quoique le rein fût presque entièrement énervé, il n'y a pas eu d'hémoglobinurie.

Du côté des centres nerveux, piqûre du plancher du 4e ventricule à droite au niveau de la protubérance annulaire, au-dessus du bulbe traversant ce plancher et allant ressortir exactement sur la ligne médiane (face antérieure) à 1 millim. en avant du bord antérieur de la protubérance.

Conclusions

Dans cette observation, on a pu étudier l'influence du réflexe produit par l'immersion des pattes dans un bain froid ou tiède ; l'influence de l'injection d'eau froide dans la vessie et celle de l'excitation du bulbe sur l'abondance de la sécrétion urinaire.

A. Immersion des pattes dans l'eau froide. — Elle a paru augmenter la sécrétion ; mais bien moins rapidement et moins considérablement du côté en partie énervé que de l'autre. Cette augmentation de sécrétion est précédée d'une diminution au moment où l'on plonge l'animal dans l'eau : il y a aussi des périodes de diminution pendant le bain, si l'on plonge plus ou moins les membres (v. dans la courbe le bain de 4 h. à 6 h. pendant lequel les membres ont été presque continuellement soulevés en partie et replongés plus profondément). A la sortie du bain, il y a une chûte.

B. Immersion des pattes dans l'eau tiède. — Effet du même genre qu'avec l'eau froide, mais moins considérable.

C. Injection d'eau froide dans la vessie. — Elle détermine une augmentation de la sécrétion ; mais elle a paru plus considérable du côté énervé.

D. Excitation du bulbe. — Elle a diminué du côté sain ; mais ce ne pouvait être qu'une excitation forte. Une excitation très-légère, si elle avait été possible, l'eût peut-être augmentée. L'effet tardif a été une augmentation, lorsque le bulbe a été habitué à l'excitation.

E. *Effet du curare.* Le curare a mis le côté sain dans un état fonctionnel à peu près semblable à celui du rein énervé, de là, le manque apparent de polyurie de ce dernier rein, polyurie qui avait si évidemment été constatée dans diverses expériences précédentes (V, VI et VII) dans lesquelles la section du splanchnique ou celle des filets nerveux partis du plexus et se rendant aux reins autour des artères rénales ou isolément à son extrémité supérieure. De là aussi la faible différence entre les nombres de gouttes écoulées à droite et à gauche dans ces deux dernières expériences (XI, et XII).

Cependant j'ai cru remarquer qu'à chaque injection nouvelle il y avait, il est vrai, une augmentation de l'écoulement surtout du côté sain ; mais que la minute d'après cette augmentation faisait place à une chûte souvent plus considérable. Je serais tenté d'expliquer le premier effet par l'eau injectée et le second par le curare à dose toxique très-forte. Or, on sait que si le curare à faible dose augmente les sécrétions : il est loin de le faire à dose très-élevéè.

Quant aux troubles de l'excrétion urinaire, sur lesquels l'attention des chirurgiens est en éveil depuis fort longtemps et qu'on a signalés à la suite de certaines luxations de la hanche et de traumatismes chirurgicaux ou non, tels que fractures de cuisse, de contusion du grand trochanter ou de la hanche (1) ; fissures anales, hémorrhoïdes, traumatismes du bassin, amputation de jambe, fracture simultanée du sternum et des deux coudes (2) ; enfin, amputation du sein,

---

(1) Sabourin, *Archives de Médecine,* 1879, t. ii. p. 395.
(2) Spire, Thèse de Paris, 1878.

redressement d'ankylose du coude (1) ; il est possible que,. dans certains cas au moins, ils soient dus à des troubles de la sécrétion rénale ; mais je me hâte d'ajouter que, d'après l'opinion qui paraît avoir le plus de créance parmi eux, il s'agirait, tantôt de paralysie vésicale (2), tantôt d'un spasme de l'urèthre (3).

On sait aussi, depuis longtemps, que les coliques néphrétiques, c'est-à-dire les fortes excitations parties de l'uretère peuvent amener l'anurie.

L'influence morbide partie des organes génitaux peut, de même que celle ayant la vessie pour point de départ, amener des perturbations de la sécrétion rénale. Je n'en veux pour preuve que les quatre observations si importantes présentées par M. Nepveu au Congrès de l'Association française, au Hâvre, en 1877 (6). Dans les trois premières, l'oligurie était due à des injections iodées dans la tunique vaginale après des ponctions d'hydrocèles ; dans ces trois cas, les malades présentèrent de l'oligurie pendant un certain nombre de jours variant de cinq à dix et cette oligurie était constamment suivie de polyurie. Sa quatrième observation porte sur une épididymite ; chez ce malade, l'oligurie n'était pas continuelle, elle reparaissait constamment avec l'augmentation des douleurs et diminuait avec elles. Dans tous ces cas, le retour à l'état normal, avec oligurie et polyurie ne se manifestait pas avant le

---

(1) Dartigues, Thèse de Paris, 1873.

(2) Duplay, Conférences de clinique chirurgicale, 1878, Sabourin, *loc. cit.*

(3) Spire, Thèse de Paris, 1878.

(4) Nepveu, *Revue mensuelle et Gazette hebdomadaire,* 1877.

septième jour, mais il ne s'est pas fait attendre après le quatorzième. M. Verneuil et M. Nepveu pensent que ces phénomènes sont dus à une action réflexe vaso-constrictive sur le rein, et les circonstances de l'observation engagent, en effet, à cette interprétation.

Enfin, on peut y ajouter les observations VII et VIII de la thèse de Céron (1), la première avec nécropsie, la seconde suivie de guérison. Dans l'une, il s'agit d'un mécanicien pris entre deux chaudières qui mourut le lendemain de l'accident. Il avait du ténesme vésical et ne rendit pas une goutte d'urine. A l'autopsie, on trouva les reins sains, une perforation intestinale et un épanchement sanguin dans la région de la rate. La vessie était revenue sur elle-même et son calibre était presque entièrement effacé. Dans la huitième, suivie de guérison, on ne peut être sûr qu'il n'y ait pas eu de lésion rénale et que l'oligurie fut entièrement d'origine réflexe. C'était un manœuvre, qui tomba de sa hauteur, entre deux madriers, et eut une contusion de la région lombaire gauche et de la partie latérale gauche de l'abdomen. Il ne présenta pas de miction ; par le cathétérisme, on ne retirait que quelques gouttes d'urine. L'anurie dura cinquante-huit heures.

---

(1) Céron, Thèse de Paris, 1877.

CHAPITRE V

Influence de l'excitation des sciatiques sur la sécrétion rénale.

Me voici arrivé à la partie de mon travail la plus importante par la nouveauté des résultats. Aussi, chaque expérience sera-t-elle accompagnée d'une courbe de la vitesse d'écoulement de l'urine par chacun des uretères aux divers moments de l'expérience. J'ajouterai aux quatre expériences qui suivent l'observation qu'a bien voulu me communiquer M. Lépine, d'un malade de son service atteint d'une névralgie sciatique sous l'influence de laquelle il avait vu se manifester une polyurie légère.

Expérience IX.

Excitation électrique du nerf sciatique avec injections intra-veineuses d'eau salée, chez un chien.

Chien de chasse, de forte taille, épagneul croisé, blanc à taches marron, très-nerveux.

Le 13 avril 1880, à 10 h. 3ן4 du matin, on attache le chien dans la gouttière de Bernard sur le dos ; on lui introduit une canule dans la veine fémorale gauche ; puis on le retourne sur le ventre de manière à pouvoir lui placer une canule dans chaque uretère en faisant l'incision à la partie postérieure du corps. L'opération présente quelques difficultés à cause de l'état d'excitation du chien.

A 11 h. 1ן2, on place des verres au-dessous des tubes de caoutchouc terminant les canules et on laisse en l'état jusqu'à 2 heures.

On recueille ainsi toute l'urine écoulée par le rein gauche et une partie seulement de celle écoulée par le rein droit par suite de l'échappement du tube de caoutchouc. L'urine s'est écoulée très-lentement et a donné de très-faibles quantités.

Urine de 11 h. 1ן2 à 2 heures :

Côté gauche		*Côté droit*
Couleur verdâtre.		d'un vert beaucoup plus foncé.
Quantité	(2 cc.)	(1 cc.)
Azote par litre	12,30	11,09
Azote d. 2 c. c.	0,025 d. 1 c. c.	0,01

A 2 heures, on découvre le grand nerf sciatique droit et l'on passe un fil au-dessous de lui. Avant de le sectionner, on examine le nombre de gouttes qui s'écoulent d'un côté, et on trouve que l'espace de temps entre la chûte de deux gouttes consécutives est, en moyenne, de 3 minutes.

On sectionne alors le sciatique droit et, an moyen d'un fort courant d'induction fourni par une bobine à chariot de du Bois-Reymond, on excite le bout central de ce nerf ; on observe alors une diminution dans la vitesse de l'écoulement et il s'écoule, entre la chûte de chaque goutte un espace moyen de 9 minutes. La vitesse est donc trois fois moindre.

Pendant l'excitation du nerf sciatique droit, la pupille du même côté se dilate considérablement.

A 2 h. 38 m. on arrête l'excitation et on fait dans la veine une injection de un litre de solution de bi-carbonate de soude à 7,50 pour 1000 après avoir découvert le sciatique gauche. Chaque injection est de 50 cc., après quoi il y a un moment de repos. Au moment du début de l'injection, on compte les gouttes qui s'écoulent à gauche avec une vitesse de 8 gouttes à la minute à 2 h. 40. A 2 h. 45, 5 minutes plus tard, l'écoulement qui était d'abord de 3 à la minute, passe rapidement à 10, puis enfin à 20 gouttes par minute.

On recueille alors les urines écoulées depuis 2 h. jusqu'à 2 h. 45 minutes. En 3ı4 d'heure, elles ont donné :

	A gauche.		A gauche.	
Couleur brune			presque claire	
Quantité	(4 cc.,5)		(2 cc.,5)	
Azote par litre	10,52	11,37		
Azote total d. 4 c. c. 5 . .	0,05 d. 2c.c. 50 0,3			

La quantité d'azote par litre a sensiblement diminué, grâce à la quantité plus grande d'urine provoquée par l'injection. La quantité totale a, au contraire, augmenté ; elle a été plus grande en ces trois quarts-d'heure que dans les deux heures et demie précédentes.

La vitesse d'écoulement qui, à 2 h. 45, était de 20 à la minute, diminue très-rapidement et devient à 2 h. 50, de 9 à droite et de 6 seulement à gauche.

On excite alors le bout central du sciatique droit et on observe, après une minute d'excitation à droite, un arrêt de l'écoulement. A gauche, une accélération qui de 6 à la minute, vient à 9. Cette accélération est probablement due à la pression des parois abdominales, car le même fait ne s'est pas reproduit plus tard.

Deux minutes après la cessation de l'excitation la vitesse est de 4 gouttes à la minute à gauche et de 6 gouttes à droite.

A 2 h. 55, on excite le sciatique à gauche et on observe. A droite, arrêt complet.

A gauche, écoulement de 2 gouttes en un quart de minute, puis arrêt complet. Ce qui prouve bien que l'écoulement rapide était dû à la compression par les parois abdominales.

A droite, il reste languissant encore 2 minutes après l'excitatiou

Trois minutes après l'excitation, injection de 2 seringues (100 cc.) de solution de bi-carbonate de sonde.

De 3 h. 6 m. à 3 h. 8 m., on injecte ce qui reste des deux litres de solution, et l'on a :

A gauche.   *A droite.*

A 3 h. 7 m. 7 gouttes à la minute.

A 8 h. 8 m. 22 —   —   —   16 gouttes à la minute

A 3 h. 10 m. 20 —   —   —   21 —   —   —

A 3 h. 11 m. 16 —   —   —   20 —   —   —

On excite le sciatique gauche et on obtient :

A gauche.   *A droite.*

4 gouttes à la minute.   Arrêt. Reprise 1\|4 de minute après.

On diminue l'intensité du courant et on excite le sciatique gauche pendant 1 minute et on obtient (3 h. 13 m.) :

A gauche.   *A droite.*

A 3 h. 13 m. 2 gouttes à la minute.   Arrêt.

A 3 h. 16 m. 16 —   —   —

A 3 h. 20 m. 11 —   —   —

A 3 h. 22   6 gouttes à la minute.

A 3 h. 23   7 —   —   —

A 3 h. 26   9 —   —   —

A 3 h. 28   8 —   —   —

A 3 h. 30   8 —   —   —

A 3 h. 31   8 —   —   —

Avec la même intensité de courant, à 3 h. 35, on excite le nerf sciatique droit et on observe :

A gauche.   *A droite.*

A 3 h. 35 m. Arrêt tellement complet   Arrêt.

     qu'une goutte près de

     tomber se raccourcit

     et rentre presque en-

     tièrement dans le

     tubede caoutchouc.

A 3 h. 41 m. 5 gouttes à la minute.

A 3 h. 42 m.   4 gouttes à la minute.
A 3 h. 45 m.   6   —   —   —
A 3 h. 47 m. 5   —   —   —
A 3 h. 50 m. 5   —   —   —
A 3 h. 52 m.   5   —   —   —
A 3 h. 57 m. 5   —   —   —
A 4 h.   3 (?) —   —   —
A 4 h. 3 m.   .   4   —   —   —

On ouvre alors l'abdomen transversalement et, à 4 h. 20 m., on on fait une injection intra-veineuse de 400 cc. d'eau pure ; puis on excite le nerf splanchnique gauche. On continue à obtenir quelques gouttes d'urine à droite ; mais pas une goutte à gauche.

A 4 h. 25, ligature de l'artère rénale droite et de l'uretère du même côté ; on fait une injection de 500 cc. d'eau pure dans la veine fémorale : on n'obtient plus une goutte d'urine ni d'un côté ni de l'autre.

La température prise à 4 h. 40 m. est de 36°, 8.

On a recueilli séparément les urines de 2 h. 3[4 à 4 h. et celle de 4 h. à 4 h. 30 ; elles ont donné les résultats suivants :

Urine de 2 h. 3[4 à 4 heures :

A gauche.		*A droite.*	
Couleur citrine.		citrine.	
Quantité.	38 cc.		39 cc.
Azote par litre. .	7,24		5,21
Azote d. 38. c. c.	0,28	d. 39 c. c.	0,20

Dans cette période, il y a plus d'azote que dans la précédente en même temps qu'il y a plus d'urine ; malgré l'injection faite à 3 h. 6 m. Par suite de cette même injection la quantité d'azote (augmentée en total) est diminuée par litre.

De 4 heures à 4 h. m.

A gauche		*A droite*	
Couleur assez sombre des deux côtés			
Quantité.	0 c.c., 9		2 c.c.
Azote par litre. . . .	10,625		8,443
Azote d. 0,9	0,01	d. 2 c. c.	0,017

Ici l'azote par litre est augmenté ; quant à l'azote total, la quantité d'urine était trop faible pour en donner une proportion supérieure à la précédente.

Autopsie

Le rein droit pèse. 67
Le gauche. 58

Cette différence de 9 grammes en faveur du rein droit est due à la congestion. En effet, à la coupe il s'écoule une quantité de sang très-noir. Dans la pensée que les résultats précédents pouvait être altérés par la compression des parois abdominales, j'ai répété cette expérience en faisant une très-large incision longitudinale à l'abdomen.

Expérience X

Excitation du nerf sciatique avec injections intra-veineuses d'eau salée, chez un chien.

Chien mâtiné de moyenne taille.

Le 21 Avril 1880, à 2 h. du soir, on place une canule dans la veine fémorale droite. Puis on découvre les deux nerfs sciatiques sous lesquels on passe un fil.

On retourne alors l'animal sur le dos ; on ouvre largement la cavité abdominale pour éviter la compression des uretères par la paroi et les viscères abdominaux et l'on place une canule dans chaque uretère.

A 2 h. 35 l'opération est finie. On fait alors une *injection de 1 litre d'eau salée à 7 pour 1000* dans la veine fémorale.

L'urine est trouble des deux côtés.

Rein gauche : à 2 h. 1/2, 6 m. 1/2 après le début de l'injection. Chûte de la 1er goutte.-

Rein droit : 7 m. après le début de l'injection
Chûte de la 1re goutte.

7e minute après l'injection 9 gouttes à la minute par 1 par 2, puis 4, puis 2 à la fois. Les 9 gouttes sont tombées en 3/4 de minute, puis il y a arrêt. — 9 à la minute.

2 h. 48 m. (13 m. après le début) terminaison de l'injection 14 gouttes à la minute.

A 2 h. 51 m. on procède à l'excitation faradique du nerf sciatique droit pendant 3/4 de minute.

Aussitôt il se produit un jet d'urine par l'urèthre dû à la compression de la vessie par les parois abdominales non ouvertes à son niveau.

Du côté des uretères :

Côté gauche	*Côté droit*
Pendant l'excitation . . arrêt	arrêt
1e minute après. . . . . 1 goutte	
2e — — . . . . . 2 gouttes	
Pendant ces 3 premières minutes	3 gout. en 3 m. réguliè-
qui ont suivi l'excitation.	rement espacées ; 1 p. m.
A 3 heures.	Rien
A 3 h. 2 m. . . . . . 1 g. en 1 m.	

A 3 h. 3 m. nouvelle injection d'eau salée aux $\dfrac{7}{1000}$

A 3 h. 7 m. 5e seringue (250 c.c.) 13 gouttes à la m. légèrement sanguinolente, 5 puis 16 gouttes par m. ne contenant pas de sang.

On continue jusqu'à 17 seringues (850 c.c.) puis on interrompt l'injection.

A 9 h. 9 Excitation du *sciatique gauche* durant 1 m. 1/4.

Côté gauche		*Côté droit*
Pendant l'excitation. Ralentissement		arrêt
considérable 4 g. à la m.		
1e minute après l'ex- 4 g. par 2 à la fois à	6 gouttes à la m.	
citation. une assez grande distance.		
Diminution de vitesse :		
2e — — 2 g. à la m. ensemble.		
3e — — 1 — —		

4ᵉ · — —   3   — tombant par 2

puis 1 à 50 secondes

de distance.

5ᵉ   — — (3 h. 15) 2 goutte à la m.   arrêt

A 3 h. 17 m. on injecte le reste du 2ᵉ litre d'eau salée (3 seringues soient a 150 c.c.)

A la suite de l'injection de ces 150 c.c. d'eau salée ; on a :

A gauche		*A droite*
1ᵉ m. après l'injection. . . 7 gouttes		Rien
2ᵉ — — · . . 7 gouttes		Rien
3ᵉ — — . arrêt 2 gouttes		Début de l'écoulement

A 3 h. 22 m. excitation *plus forte à gauche.*

Arrêt à gauche puis 3 gouttes à la minute. Quelques gouttes à droite puis arrêt.

A 3 h. 30 m. Injection d'un 3ᵉ litre d'eau salée à la même dose. Pendant l'injection le pouls est à 130.

A gauche	*A droite*
2ᵉ m. de *l'injection*	Début de l'écoulement
3ᵉ — — Début de l'écoulem.	4 g. à la m.
5ᵉ — — 5 g. à la m.	

A ce moment la pression est très-forte dans les vaisseaux et il se forme une pluie de sérosité transparente à la surface de l'intestin.

A 3 h. 36 m. excitation toujours forte du sciatique gauche durant 1 minute 1/4.

A gauche	*A droite*
Pendant l'excitation Arrêt 1 goutte au bout de 60 secondes.	Arrêt dès le début
1ᵉ minute après l'excitation. rien	1 g. à la fin de la 1ᵉ minute.
Puis rien	rien

Le chien meurt à ce moment-là.

Pendant toute l'expérience, l'urine recueillie de chaque côté a été de 10 c.c. 1/2 et elle a donné les résultats suivants à l'analyse :

Urine recueillie pendant l'expérience :

		A *gauche* :	A *droite* :
Quantité.	. . . . . . :	10 c. c. 5. .	. 10 c. c. 5.
Dosage par l'hypobromite de soude	Azote par litre. .	10,16. . . .	9,41.
	Azote d. 10 c. c. 5	0,11. . . .	0.10.
par le nitrate d'argent	Chlorures par litre.	13, 6. . . .	12, 2.
	Chlorures totaux.	0,14. . . .	0,13.

L'acide phosphorique, vu la petite quantité d'urine, n'a pas pu être dosé.

Autopsie.

Œdème des membres et de la paroi thoracique. Œdème pulmonaire et congestion du bord postérieur des poumons.

Conclusions

De cette expérience, comme de la précédente, on peut conclure que l'excitation forte du sciatique suspend, par action réflexe, l'excrétion de l'urine. L'intensité de cette action ne paraît pas être croisée, mais être à peu près égale des deux côtés. Peut-être l'excitation s'exerce-t-elle nonseulement sur le rein, mais encore en même temps sur l'uretère ; ce qui conduirait à accepter cette hypothèse, c'est le fait que tantôt, au moment de l'excitation, il y a une chûte immédiate de quelques gouttes d'urine, chûte suivie d'un arrêt ; et tantôt l'arrêt est au contraire immédiat et dure pendant toute l'excitation ; cette excitation est alors suivie d'une chûte rapide de quelques gouttes, avant que l'écoulement se soit régularisé de nouveau.

Je crois cette conclusion justifiée par ce fait que l'écoulement rapide se fait au début de l'excitation, ou immédiatement après qu'elle est terminée ; mais jamais au milieu ou vers la fin, ni 1[2 minute après la cessation de l'excitation.

Enfin la chûte rapide des gouttes est toujours suivie d'un arrêt assez long.

Dans les deux expériences précédentes, les résultats étaient très-nets ; l'excitation forte du sciatique avait amené un ralentissement ou un arrêt de l'écoulement de l'urine, mais on pouvait objecter que l'incision de l'abdomen n'était pas suffisante pour prévenir la compression des uretères ; que les muscles avaient encore des points d'appui supérieurs et inférieurs ; c'est dans le but de parer à cet inconvénient qu'on a cru devoir curariser l'animal dans les deux expériences suivantes.

EXPÉRIENCE XI.

Excitation du nerf sciatique chez un chien curarisé.

Roquet noir de moyenne taille.

Le 4 mai 1880, à 2 h. du soir, on découvre les deux nerfs sciatiques sous lesquels on passe un fil ; puis on place dans les deux uretères une canule par une incision lombaire. Enfin on ouvre la veine fémorale et on y place aussi une canule destinée à pousser des injections intra-veineuses.

On incise la trachée, on y place une canule pour faire la respiration artificielle à l'aide d'un soufflet ordinaire auquel est adapté un tube de caoutchouc ouvert près de la canule pour laisser sortir l'air expiré.

Canule dans la veine jugulaire gauche par laquelle on injecte une solution de curare à 2 h. 3/4.

La quantité injectée étant un peu forte, l'animal est aussitôt pris, et on le soumet sans retard à la respiration artificielle.

Pendant quelques minutes, le cœur se ralentit considérablement et devient très-faible. On ne perçoit presque plus le pouls à l'artère fémorale ; mais bientôt les battements deviennent plus forts et plus rapides. Les pupilles sont très-dilatées. l'excitation de la conjonctive ne provoque pas de réflexes.

L'écoulement par les uretères est très-lent ; chaque goutte est séparée de la précédente et de la suivante par un long espace de temps ; comme il n'est pas possible dans ces conditions de bien apprécier l'influence de l'excitation des sciatiques, on injecte une petite quantité de la solution suivante : { Chlorure de sodium 10 / Bi-Carb. de soude 2 / Eau 1800

On arrête l'injection à 3 h. 30. Alors il s'écoule :

	A gauche.	*A droite.*
3e m. après l'inj. à 3 h. 33 m.	3 gttes à la m.	1e gouttte
4e — — — » » 34	12 — —	14 gttes à la m.
5e — — — » » 35	18 — —	17 — —

A 3 h. 37, excitation mécanique légère du nerf sciatique : on tire un peu sur le fil pour placer la pince électrique, et on a :

	A gauche.	*A droite.*
A 3 h. 37		Excitation mécanique légère du sciatique durant 1 minute.
	2 gouttes au début puis arrêt	Retard.
1 minute après	L'écoulement recommence	14 gttes à la minute·

A 3 h. 38 m. Excitation électrique légère du sciatique droit durant 1 minute, elle produit les résultats suivants :

	A gauche.	*A droite.*
Pendant l'excitation 4 gouttes	{ 3 gouttes au début / 1 au bout de 1/2 m. / 1 autre au bout de 3/4 de m.	9 gttes à la m.
1e m. après l'excitation	6	4 gouttes à la minute·
2e — — —	Arrêt durant 1 m.	10 — — —
3e — — —	17	9 — — —
4e — — —	8	10 — — —
5e — — —	10	9 — — —
6e — — —	6	9 — — —
7e — — —	7	4 — — —

A 3 h. 48 m. Excitation mécanique légère du sciatique gauche.

	A gauche :	A droite :
Pendant l'excitation	—	2
1ᵉ minute après	3	3
2ᵉ minute après	10	3

A 3 h. 49 m Excitation électrique légère du sciatique gauche durant 1 minute.

	A gauche.	A droite.
Pendant l'excitation	1 goutte au moment du début puis arrêt	2 gᵗᵗᵉˢ.
1ᵉ minute après	0	2
2ᵉ minute après	3 la première étant en suspension presque depuis le début de l'excitation.	3
3ᵉ — — —	8	3

A 3 h. 53m. on commence l'injection de 200 grammes de la même solution que précédemment.

	A gauche.	A droite.
Pendant l'injection : 1ᵉ m. du début de l'injection.	0	8
2ᵉ — — —	18	20
3ᵉ (fin de l'injection)	38	27
4ᵉ — — —	31	21
5ᵉ — — —		20

A 3 h. 59 m. Excitation électrique durant 1 minute ; du nerf sciatique gauche avec un courant fort qui produit au début une grande accélération du cœur puis à la fin un ralentissement. Du côté de l'écoulement urinaire on a :

	A gauche.	A droite.
Pendant l'excitation	3 gᵗᵗᵉˢ	1 gᵗᵗᵉ
1ᵉ minute après	0	1
2ᵉ — —	14	9
	cœur 120 comme avant l'excitation	
3ᵉ — —	14	8

4e	—	—	15	5
				cœur 120
5e	—	—	15	8
6e	—	—	12	4

L'excitation électrique forte du nerf sciatique commence donc à accélérer le cœur et avant la fin de la minute, elle le ralentit considérablement et ce n'est que 2 minutes après la fin d'une excitation de 1 minute qu'il revient à son état primitif.

A 4 h. 6 m. Excitation mécanique du sciatique droit donnant pendant l'excitation :

	A gauche.	*A droite.*
1e minute	6	2
2e —	9	5
3e —	12	4

Le pouls reste à 120.

A 4 h. 29 m. nouvelle injection de 200 grammes de solution pour ramener l'écoulement trop lent. On n'obtient que 7 gouttes à la minute à 7 h. 35.

A 4 h. 37. Piqûre du bulbe. Aucune réaction de la part de l'animal. Rien non plus du côté des urines qui donnent 7 gouttes à la minute à droite et 0 à gauche à 4 h. 40 (2e minute après la piqûre) :

A 4 h. 41, injection de 4 seringues.

	A gauche	*A droite*
Pendant l'injection. . .	3 gouttes	l'écoulement s'accélère
A 4 h. 50	10 *(sanguinolente)*	19
A 4 h. 53.		16
A 4 h. 55.	6	
A 4 h. 56.	6	

A 5 heures 2 à 3 gouttes de chaque côté. Température rectale 33°.

Alors on tue l'animal par hémorrhagie en ouvrant l'artère fémorale droite. Le sang veineux est presque rutilant et le sang artériel est très-rutilant. Pendant l'hémorrhagie l'animal a été pris d'une syncope et le sang s'est arrêté.

L'urine écoulée pendant tout le temps de l'opération était très-aqueuse ; elle a donné les résultats suivants :

	Coté gauche	*Coté droit*
Quantité	57 c. c.	46 c. c.
Azote par litre. . . . . , .	6,058	6,1512
Azote d. 57 c. c.	0,345	d. 46 c.c. 0,283
Chlorures par litre.	6,8	8,8
Chlorures d. 57 c.c.	0,388	d. 46 c.c. 0,405
Acide phosphorique par litre. .	0,8	0,8
Acide phosphorique d. 57 c.c. .	0,046	d. 46 c.c. 0,037

L'urine du côté droit est moins abondante, elle est moins aqueuse ; mais elle contient absolument une moins grande quantité de principes, sauf les chlorures qui sont un peu plus abondants.

Autopsie. — Rein gauche excessivement pâle avec quelques hémorrhagies, légèrement plus lourd que le droit ; son poids est de 52 grammes.

Rein droit un peu plus petit, moins fortement congestionné. Pèse 3 grammes de moins que le gauche, soit 49 grammes.

Bulbe. *Face antérieure.* Rien. *Face postérieure.* La substance grise est séparée, dans les deux tiers de sa hauteur, de la pyramide postérieure droite par une déchirure comprenant dans sa profondeur la moitié de l'épaisseur du bulbe. La lésion bulbaire est donc à droite,

A 4 heures 9 m, excitation électrique forte du sciatique droit durant 1 minute :

	A gauche	*A droite*
Pendant l'excitation. . .	0	1
1re minute après. . . .	0	2
2e minute après.	5	1
3e minute après.	9	4
4e minute après.	4	5

A 4 h. 14 m. on arrête la respiration artificielle et on observe :

Au bout de 1ı4 de minute. Ralentissement cardiaque.

Au bout de 1ı2 minute. Grande irrégularité.

Au bout de 1 minute. Irrégularité plus grande encore.

Quantité d'urine :

	A gauche	A droite
Pendant l'arrêt de la respiration .	3	0
1re minute après.	0	3
2e minute après	7	8
3e minute après		7

Le cœur reprend sa marche aussitôt qu'on recommence la respiration.

A 4 h. 18 m. Arrêt de la respiration artificielle en même temps que excitation électrique du sciatique droit durant 1 minute.

Du côté du cœur arrêt pendant la suspension de la respiration Il reprend son rhythme presque aussitôt après l'arrêt de l'excitation et la reprise de la respiration.

Quantité d'urine :

	A gauche	A droite
Pendant l'excitation du nerf et l'arrêt de la respiration.	0	0
1re minute après	0	0
2e minute après.	0	1
3e minute après (1re goutte à 2 m. 1ı4). . .	4	0
4e minute après.	4	1

A 4 h. 23. Injection dans la veine fémorale de 200 grammes de solution.

	A gauche	A droite
Pendant l'injection, 1re minute . .	12	13
— 2e minute. . .	21	14
1re minute après	19	15
2e minute après.	17	

Conclusions

Cette expérience permet les déductions suivantes :

1º L'excitation forte des nerfs sciatiques arrête l'excrétion urinaire ; cette action d'arrêt paraît aussi souvent croisée que non croisée :

Voir les observations IX du 13 avril et X du 21 avril

observation IX 2 fois action croisée 2 fois action non croisée

		X 2	—	—	»	—	—
		XI 1	—	—	3	—	—
Totaux		5			5		

De plus dans l'obs. IX on a 2 fois une action bilatérale égale

—	—	X — 2	—	—	—
—	—	XI — 1	—	—	—
	Total		5		

L'action est donc aussi souvent bilatérale égale que croisée ou non croisée.

On ne peut pas objecter ici, comme on aurait été tenté de le faire dans les expériences IX et X que l'arrêt de l'écoulement est dû à la contraction des muscles de l'abdomen au moment des excitations par action réflexe ; puisque les muscles sont tous paralysés par le curare. D'ailleurs je crois avoir donné une réponse suffisante à cette objection dans l'observation X.

EXPÉRIENCE XII.

Excitation du sciatique, chez un chien curarisé, auquel on avait fait la section du splanchnique gauche.

Chien boule-dogue croisé de moyenne taille.

Le 10 mai 1880 à 1 h. 3/4 du soir on fait la trachéotomie et l'on

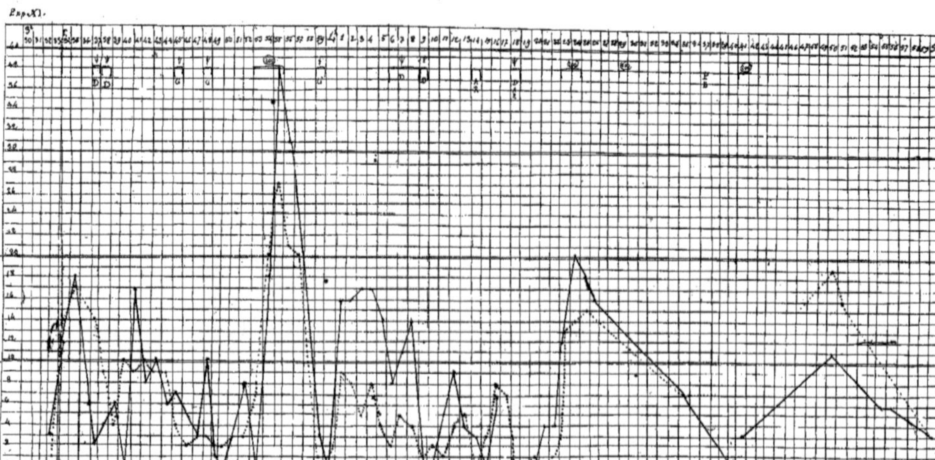

place une canule pour la respiration artificielle. On découvre ensuite la veine fémorale gauche dans laquelle on place une canule
de verre à laquelle est adapté un tube de caoutchouc pour faire
les injections de curare et les injections intra-veineuses destinées
à augmenter la tension sanguine et la diurèse. On fait immédiatement une injection de curare qui met l'animal dans un état de
curarisation incomplète. Il conserve encore ses réflexes et quand
on lui passe le doigt près des yeux il les ferme. On place une
canule dans l'uretère gauche, puis à 2 h. 1/4 on fait la section du
nerf splanchnique du même côté. Puis on place de même une canule dans l'uretère droit. Ensuite on procède à la découverte des
deux sciatiques.

On prépare pour injecter dans la veine fémorale une solution
avec

Bi-carbonate de soude	3
Chlorure de sodium	15
Eau	1800

A 2 h. 35 m. Comme il ne coule rien par les uretères on fait
une injection de 100 c.c. de la solution.

A 2 h. 43 m. Pas d'écoulement. Nouvelle injection de 2 seringues.

A 2 h. 53 m. De même. Durée de l'injection : 2 minutes.

A 3 h. 1re goutte à droite.

A 3 h. 1 m. 1re goutte à gauche.

A 3 h. 4 m. Dose insignifiante de curare diluée dans 1[4 de
seringue de la solution. Puis injection de 200 c.c. de la solution
pure de chlorure de sodium et de bi-carbonate de soude.

A 3 h. 5 m. Le tube de verre reliant deux tubes de caoutchouc
est plein à gauche. On a à partir de 3 h. 2 m.

	A GAUCHE	A DROITE
	g^tes à la m^te	g^tes à la m^te
A 3 h. 9 m.	5	14
3 h. 10 m.	9	12
3 h. 11 m.	9	10

A 3 h. 12 m., on fait une excitation mécanique du sciatique

gauche ; l'animal urine beaucoup par la vessie, il tressaille, et on
a par les tubes des uretères :

A 3 h. 12 m. Pendant l'excitation . .	11	13
3 h. 14 m.	»	12
3 h. 15 m.	7	12
3 h. 16 m. curare en injection . .	0	12
3 h. 17 m.	10	23
3 h. 18 m.	10	16
3 h. 19 m.	10	16
3 h. 20 m.	10	15

A 3 h. 21 m. On fait une excitation mécanique très-légère du
sciatique gauche, et l'on n'a pas de secousse.

	A GAUCHE	A DROITE
	g^{tes} à la m^{te}	g^{tes} à la m^{te}
A 3 h. 21 m.	8	13
3 h. 22 m. Exc. méc. faible à gauche		
petits mouvements	»	11
3 h. 23 m.	»	»
3 h. 24 m. Exc. élect. faible à gau-		
1[2 serin. 1 pl. 3 pl. 1 pl. 1 pl. 1		
pl. 1 = ...	8	4 pl. 4
		pl. 8 = 16
3 h. 25 m.	14	16
3 h. 26 m.	12	18
3 h. 27 m.	13	21
3 h. 28 m.	10	19
3 h. 29 m.	8	14
3 h. 30 m.	7	10
3 h. 31 m.	7	8
3 h. 32 m.	6	9
3 h. 33 m.	5	8
3 h. 34 m.	6	4
3 h. 35 m.	5	12
3 h. 36 m.	4	3
3 h. 37 m.	5	4

A 3 h. 38 m. Excitation mécanique forte du sciatique gauehc, l'animal se remue fortement.

A 3 h. 38 m.	5	3
3 h. 39 m.	5	8
3 h. 40 m.	6	9
3 h. 41 m.	5	8
3 h. 42 m. Injection de 1 seringue	5	14
3 h. 43 m.	6	4
3 h. 44 m.	6	6

A 3 h. 45 m. On fait une nouvelle injection de deux seringues (100 c.c.) on obtient une augmentation de l'urine.

A 3 h. 45 m. Inj. de 2 seringues . . .	7	14
3 h. 46 m.	6	12
3 h. 47 m.	5	7
3 h. 48 m.	4	6
3 h. 49 m. commencement d'injection de deux seringues	7	12
3 h. 50 m. fin de l'injection . . .	8	14
3 h. 51 m.	5	13

A 3 h. 52 m. Excitation mécanique légère durant 1⧸4 de minute du sciatique droit.

A 3 h. 52 m. 1 pl. 8 ÷	9	0 pl. 11 ÷ 11 Ex. méc.
3 h. 53 m.	8	14
3 h. 54 m.	7	11
3 h. 55 m.	7	9
3 h. 56 m. Début de l'inj. de 4 serin.	7	9
3 h. 57 m.	8	14
3 h. 58 m. Fin de l'injection . . .	12	19
4 h.	10	18

A 4 h. 1 m. Excitation mécanique à droite pendant le dernier quart de la minute. Mouvements de l'animal.

A 4 h. 1 m. ralent. pend. l'exc. 9 pl. 1 ÷   10 ex. mé. pend. le
dern 1⧸4 m. 24

4 h. 2 m. 11   20

4 h. 3 m. 11   16

4 h. 4 m. . . . . 7 exc. mé. un
                              peu forte à
                              droite   13

4 h. 5 m. . . . . 12 l'animal ou-
                              vre la bou-
                              et lève la
                              tête   8

4 h. 6 m. Très lég. exc. méc. durant
3ι4 de min. à gauche.. 6   17

4 h. 7 m. 7   20

A 4 h. 8 m. Exc. élec. à gauche l'animal remue . . . . 8 6 pl. 0 pl. 1 = 7

4 h. 9 m. curare 8   10

4 h. 10 m. 5   17

4 h. 11 m. 4   1

4 h. 12 m. Début de l'inj. de 8 serin. 5   7

4 h. 13 m. 6   9

4 h. 14 m. 10   19

4 h. 15 m. Fin de l'injection . . . 11   21

4 h. 16 m. . . . . 14 Exc. mé.
                              forte peu
                              prolon. à   30

4 h. 17 m. 13   32

4 h. 18 m. 12   28

4 h. 19 m. . . . . 14 Exc. élec.
                              à dᵗᵉ pas de
                              mouveᵗˢ
                              8 pl. 8 =   16

4 h. 20 m. . . . . » 7 pl. 5 = 12

4 h. 21 m. 7 pl. 5 =. . . . . . 12 Exc. él.
                              forte de
                              1ι2 min.
                              3 pl. 8 =   11

4 h. 22 m.	»	12
4 h. 23 m.	12	8
4 h. 24 m.	9	10
4 h. 25 m.	8	17
4 h. 26 m.	8	13
4 h. 27 m.	9	5
4 h. 28 m.	6	6
4 h. 29 m.	6	7
4 h. 30 m. Début aux 3ʃ4 de la min. d'une injection de 5 seringues . .	4	4
4 h. 31 m.	5	14
4 h. 32 m. Fin de l'injection . . .	6	16
4 h. 33 m.	10	16
4 h. 34 m.	10	15
4 h. 35 m.	9	9

4 h. 36 m. . . . . . . 12 Excit. méc. dr. prol. 3ʃ4 de m. 8 pl. 10 ég. 18

4 h. 37 Exc. méc gauche de 1ʃ2 min. pas de mouvements. . . 10 3 pl. 8 pl 4 ég. 15

4 h. 38. . . . . 6 10

4 h. 39. . . . . 7 Très-légère exc. méc. droite. . 8

4 h. 40 arrêt léger pend. 1ʃ4 de min. puis. . . 6 Ligature du sciat. dr. 4 pl. 3 ég. 7

4 h. 41 Rien de remarquable. 6 Section du sciat. droit, pas de mouv. 8 p. 2 ég. 10

4 h. 42. . . . . 7 13

4 h. 43. . . . . 5 Tiraill du bout central puis 9 7 pl. 2 égale 16

4 h. 44. . . . . . . 5 7

4 h. 45. . . . . ·4 ·2 ·tiraill. énerg.
           ·   ·   · du bout cent.
                ·puis4 2 p.4ég. 6
4 h. 46 Ligature du sciat.
          gauche. . . . 5 2 plus 1 égale. . 3
4 h. 47 4 en 1ɪ4 de min.
          sect. du sciat.
          g. en 3ɪ4 de m. . 4 6 plus 5 égale. . 11
4 h. 48 0 pend la 1ʳᵉ 1ɪ2 m.
          5 — 2ᵉ — . 5 11
4 h. 49 . . . . 3 . . . · . . . 6
4 h. 50 . . . . 3 4

On ne remarque pas de sérosité péritonéale, mais du flux intestinal.

A 5 h. 33, on procède à une piqûre en pénétrant au niveau de la membrane occipito-atloïdienne et en remontant du côté du cerveau.

Le nombre de gouttes qui était en moyenne de 1 en 2 min. 1ɪ2 est resté le même sans augmenter ni diminuer.

L'urine écoulée pendant l'expérience a été plus abondante à droite qu'à gauche, et pourtant elle contient plus d'urée de ce côté-là.

    Quantité. . . . . . 58 c.c. . . . . 87 c.c.
      Azote par litre. . . . 3,621 . . . 3,984
      Chlorures par litre. . . 6,4 . . . 6,2
      Ac. phosphor par litre. . 0,4 . . . 0,4

Albumine très-abondante des deux côtés, Pas de sucre.

Autopsie. — A l'autopsie, on a trouvé le rein gauche plus congestionné, un peu plus gros et plus lourd que le droit qui était très-pâle.

Le splanchnique était coupé ; mais il restait quelques petits filets nerveux se rendant directement du grand sympathique au rein.

Il n'y avait pas de sérosité péritonéale, mais la muqueuse de l'intestin était épaissie,

Du côté de la lésion des centres nerveux, on a trouvé une piqûre assez petite, située à gauche, traversant les pédoncules cérébelleux inférieurs puis supérieurs gauches. Lésion du lobe cérébelleux moyen (partie antéro-inférieure). Plus loin, la lésion se continuait à droite par une déchirure de près de 1 centimètre de long immédiatement en arrière et en dedans du tubercule quadrijumeau postérieur droit pour traverser le pédoncule cérébral du même côté et aller se terminer par une petite ouverture à la face externe de ce pédoncule, vers le bord antérieur de la protubérance annulaire.

Conclusions.

On a à examiner ici les effets de l'excitation ou de la lésion des deux nerfs sciatiques sur le côté énervé et sur le côté sain ; ceux de l'injection de curare et ceux des injections intra-veineuses de solution de bi-carbonate de soude et chlorure de sodium.

En se rapportant à la courbe, on voit :

A. *Sciatique gauche.*

1· *Excitation mécanique.*
   Légère, elle amène une augmentation de l'urine du côté sain.
   Moyenne ou forte, diminution des deux côtés.

2· *Excitation électrique.*
   Faible, augmentation bi-latérale.
   Forte, diminution du côté non énervé surtout.

3· *Ligature.*
   Diminution du côté non énervé.

4· *Section.*
   Augmentation suivie immédiatement d'une chûte.

B. *Sciatique droit*

1· *Excitation mécanique.*

Légère, elle amène presque toujours une augmentation

Forte. Grande diminution du côté sain. Une fois, il y
avait eu augmentation ; mais c'était immédiatement
après une injection intra-veineuse de 400 cent. c.

2· *Excitation électrique.*

Forte. Diminution plus lente du côté énervé.

3· *Ligature* et *Section.*

Diminution, puis augmentation toujours plus marquée
du côté sain.

4· *Tiraillement du bout central.*

Diminution considérable, comme toutes les autres excitations mécaniques fortes.

C. *Curare.*

Augmentation dans la minute suivant l'injection due à
l'eau dans laquelle est dilué le curare, grande diminution ensuite, toujours plus marquée du côté sain.
Cette dernière action serait celle du curare lui-même
à dose très-élevée.

D. *Injections de chlorure de sodium et bi-carbonate de
soude.*

Augmentent la diurèse des deux côtés ; mais bien plus
du côté sain. Leur action est très-rapide, mais fugace.

En résumé, le côté presque complètement énervé répond
bien moins aux excitations réflexes. Les excitations des
sciatiques amènent une exagération de la fonction urinaire,
si elles sont légères, et au contraire, une diminution plus

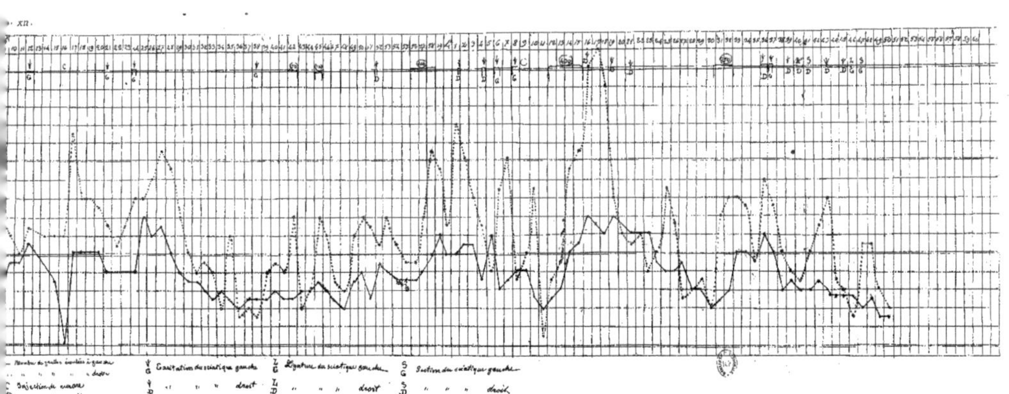
Nombre de pattes inoculées à gauche
" " " droit
Injection de curare
" d'eau salée
E/G Excitation du sciatique gauche
E/D " " " droit
L/G Ligature du sciatique gauche
L/D " " " droit
S/G Section du sciatique gauche
S/D " " " droit

ou moins grande, si elles sont fortes ou moyennes. V. la courbe.

Il est possible que ces effets de l'excitation des nerfs sciatiques sur la diurèse, ne soient pas de simples faits expérimentaux sans analogues dans les maladies, et que la clinique nous en offre des exemples, qui, s'ils étaient recherchés, seraient probablement beaucoup plus fréquents. Je citerai à l'appui de cette idée, l'observation suivante d'un malade, qui a vu augmenter sensiblement la quantité d'urine excrétée chaque jour pendant le cours d'une névralgie sciatique.

Savoie D.·., 33 ans, serrurier, né à Louhans (Saône-et-Loire. Entré le 30 avril 1879, à Sainte-Elisabeth, service de M. Lépine. Ce malade, forgeron, est exposé à se refroidir assez souvent. Il ne paraît avoir aucun antécédent, alcoolique ou autre.

Il y a 15 jours, le malade a ressenti une douleur très-aiguë dans les reins, puis, deux jours après, à la fesse gauche, au niveau de l'émergence du sciatique. La marche est devenue impossible ; la douleur est aiguë et spontanée, exaspérée par la moindre pression Pas de fièvre, anorexie, céphalalgie légère ; pas de palpitations de cœur. Depuis trois jours diarrhée assez abondante. Transpiration modérée. Pas de toux.

Actuellement, l'état général est satisfaisant ; la peau est un peu chaude, le pouls d'une fréquence modérée. Rien au cœur ; rien aux poumons. Langue modérément blanchâtre.

Douleur à la pression dans la région lombaire. Douleur au niveau de l'émergence du nerf grand sciatique. Les mouvements imprimés aux membres font crier le malade. Douleur au niveau de la tête du péroné ainsi que sous le talon ; le pied ne peut-être posé à terre. Les douleurs sont lancinantes et s'irradient dans les masses musculaires de la cuisse.

Pas de liquide dans le genou.

1ᵉʳ mai 1879. — Pour la première fois le malade attire l'attention sur une polyurie dont l'apparition coïncide avec celle des douleurs. Les urines sont claires et aqueuses ; elles ne contiennent ni sucre, ni albumine. Depuis plus d'un an le malade se levait une ou deux fois par nuit pour uriner ; depuis sa sciatique, c'est jusqu'à 4 ou 5 fois. Urine 5000, ac. phosph. 30. Vésicatoire.

6 mai. — Eau de Sedlitz.

8 mai. — Pendant quelques jours, on a essayé des injections hypodermiques de chlorhydrate de morphine ; malgré cela persistance des douleurs sur le trajet du sciatique. Urine 6000. L'interne M. P. Cassin, veut essayer la strychnine. Injection de sulfate de strychnine, 0,01.

9 mai. — Après l'injection, il se produit une légère exacerbation des douleurs ; mais ce matin, amélioration sensible ; le malade se lève et marche. Azote 12,5, Inj. de sulf. de strychnine, 0,015.

10 mai. — Sortie du malade.

CONCLUSIONS GÉNÉRALES

Nous croyons pouvoir tirer de ce travail les conclusions suivantes :

1· Les lésions du quatrième ventricule, qui déterminent de la polyurie chez le lapin, ne paraissent pas produire le même effet chez le chien.

2· L'énervement du rein par la section des filets nerveux du hile, et celui qui est causé par la section du tronc du splanchnique, produit une polyurie très-nette et très-abondante, souvent avec albuminurie, et quelquefois avec hématurie.

Les injections d'ergotine paraissent atténuer l'effet produit par l'énervement partiel du rein.

3· Les excitations *moyennes* ou *fortes* du sciatique diminuent considérablement et même arrêtent la sécrétion urinaire.

4· Les excitations *légères* du même nerf l'augmentent. Ce fait paraît trouver confirmation, dans le domaine de la clinique; car on peut voir la névralgie du sciatique augmenter la sécrétion rénale.

5· Si l'un des reins est partiellement énervé, l'effet de l'excitation du sciatique est moins marqué.

TABLE

....

LYON. — IMP. H. ALBERT, QUAI DE LA GUILLOTIÈRE, 6

www.ingramcontent.com/pod-product-compliance
Ingram Content Group UK Ltd.
Pitfield, Milton Keynes, MK11 3LW, UK
UKHW022324070726
13614UKWH00002B/932

9 782019 272791